엄마라는 바다를 위하여

엄마라는 바다를 위하여

오수영

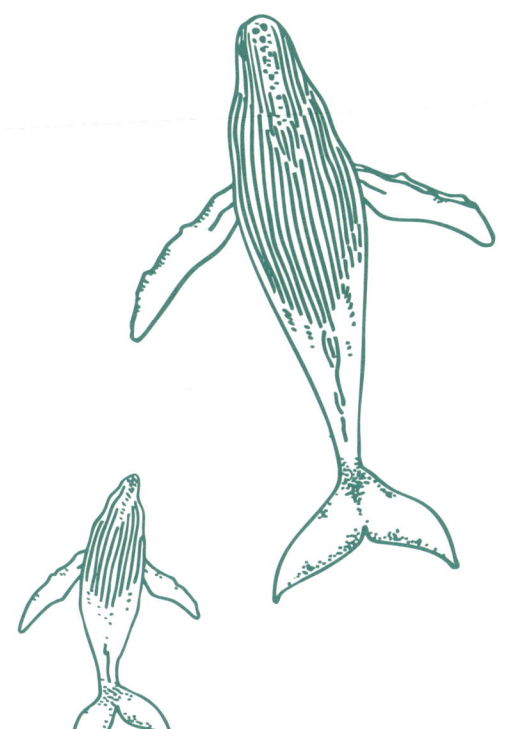

인쪽주머니

프롤로그

　세상에 존재하는 언어 중에서 오직 한 단어로 가장 많은 사람의 눈에 눈물이 고일 수 있게 하는 말은 무엇일까 생각해 보았다. 단언컨대 '엄마'다. 엄마를 생각하면 아련하고 그립고 감사하다. 누군가 카메라를 들이대며 엄마에게 보내는 영상 편지를 찍겠다고 한다면, '엄마'라는 단어 외에는 입 밖에 내지 못하고 바로 눈물을 쏟아 낼 것만 같다. TV 인터뷰에서도 많은 사람이 그랬고, SNS에 나오는 짧은, 엄마와 관련된 영상들에서도 예외는 없다.
　엄마를 비유하기에 가장 적절한 단어는 무엇일까? 그건 아마 바다가 아닐까. 바다는 늘 그 자리에 있고, 파도가 때로는 높게, 때로는 낮게 치기도 하지만, 늘 우리의 힘든 마음을 내비칠 수 있는, 괴로운 기억들을 잊게 해 주는 고향과 같고, 힘들어도 다시 시작할 수 있는 용기를 준다. 엄마는 바다다.

20대의 나는 두 아이의 엄마가 된 나를 상상하지 못했다. 산부인과 전문의가 된 서른 살의 나는 20년 후 임신과 출산에 관한 책을 쓰게 되리라고 한 치도 예측할 수 없었다. 그러나 두 아이의 엄마가 된 지 오래고 엄마가 되기를 원하는 사람, 또 언젠가 누군가에게 바다 같은 존재가 될 사람을 돕기 위한 글을 쓰고 있다.

김혜남의 『서른 살이 심리학에 묻다』(갤리온) 속 "아이를 키운다는 것은 꼬마와 같이 추는 왈츠와도 같다"는 표현에 격하게 공감한다. 폴 칼라니티의 『숨결이 바람될 때』(흐름출판)에서는 "네가 아빠의 나날을 충만한 기쁨으로 채웠음을 빼놓지 말았으면 좋겠구나"라는 문장이 나오는데, 바로 내가 딸들에게 하고 싶은 이야기다. 엄마가 되는 것은 보통 때라면 할 수 없는 일을 기어코 해내고야 마는 힘을 갖게 한다.

이 책이 이 세상에서 엄마가, 아니 부모가 되기로 결심한 부부에게 안내서가 되길 바란다. 조언하건대 이 책은 임신하기 이전에 보기를 추천한다. 이는 산에 오르기 전에 산행로를 살피는 과정과 비슷하다. 대부분 한두 번의 임신과 출산인바, 아는 것이 힘이 되는 것은 당연하다.

당화혈색소가 8%[*]로 높은 상태에서 시험관 임신을 해서 온 임

---

[*] 미국당뇨병학회에서는 6.5% 미만인 상태에서 임신할 것을 권하고 있다.

신부가 있다. 그리고 임신 20주에 태아에게 심장병이라는 진단이 내려졌다. 혈당이 높은 상태에서 임신을 하면 아기의 심장과 신장 등 주요 장기에 구조적 이상이 발생할 확률이 증가한다. 이 임신부를 진료하면서 그녀가 이러한 의학적 정보를 미리 알고 혈당을 조절한 후 임신했다면 좋았을 텐데 하는 생각이 들었다.

첫 번째 임신에서 조기양막파수로 19주에 아기를 잃은 또 다른 산모는 유산한 지 3개월이 지나자마자 시험관 시술을 받았고 바로 임신에 성공해 병원을 찾았다. 후기 유산을 한 과거력과 임신과 임신 사이의 짧은 간격은 모두 잘 알려진 조산의 위험 인자다. 그녀는 임신 사이의 기간이 1년 미만일 때 조산 가능성이 높아진다는 사실을 전혀 몰랐다. 이를 알고 조급한 마음을 갖지 않고 기다렸다면 조산의 위험을 더 낮출 수 있었을 것이다.

근종 수술을 받고 6개월 만에 시험관 시술로 쌍둥이를 임신해서 온 임신부도 있었다. 근종 수술 후의 임신에서는 확률이 낮기는 하지만(약 0.5%) 자궁파열*이 발생할 가능성이 있는데, 쌍둥이 임신은 그 위험도를 높이는 요소로 작용한다. 단태아를 임신했다면 더 안전한 임신 경과를 거칠 수 있었을 텐데 안타까운 마음이 들었다.

앞선 세 사례에서처럼 의학적 지식이 부족하다는 이유로, 피

---

* 자궁근육층이 벌어지면서 태아 또는 임신낭(gestational sac)이 복강으로 돌출되는 것을 말한다. 태아는 사산될 수 있고 임신부는 복강 내 출혈로 쇼크에 빠질 수 있다.

해갈 수 있는 험지(險地)를 가게 되는 상황을 막고 싶어 이 책을 썼다. 인터넷에 정보가 넘쳐 나지만, 이들 중에는 의학적으로 잘못된 지식도 많고 왜곡된 내용으로 오히려 임산부가 피해를 보는 일도 있음을 부정할 수 없다.

이 책은 각 장마다 총 다섯 부분으로 구성되어 있다. 도입에서는 임신부들의 증상에 대한 상황을 묘사했다. 대부분 실제 상황과 거의 유사하다. '의학적 지식'에서는 일반인에게 도움이 되는 임신과 출산에 관한 의학 정보를 담았다. '꼼꼼하게 짚어 보는 Q&A'에서는 임산부들이 많이 하는 질문과 그에 대한 답변을 정리했다. 어떤 마음가짐으로 임신이라는 여정에 임하는 것이 좋은지를 조언해 주는 문구들 또한 담았다. 이는 비슷한 상황에 처한 임신부 또는 부부에게 회진 때 들려주고 싶었던 말들이었음을 고백한다. 마지막으로 '내가 만난 임산부 이야기'에서는 진료실에서 만난 임산부들의 실제 사례들을 소개한다. 대부분 감동적이고 자주 박진감이 넘치며(이 넘치는 박진감으로 산과 의사는 오늘도 피곤하다) 가끔은 슬프기도 하지만, 결국 생명이라는 것이 얼마나 소중한지, 엄마가 된다는 것이 얼마나 비교 불가의 가치를 가지는지를 느끼게 해 준다.

책의 내용 중 의학적인 부분은 산부인과 진료 현장에서 일하는 의사, 간호사뿐 아니라 의과 대학생들에게도 지식적인 측면에서 유용할 것이다. 또한 인용된 많은 통계 자료는 우리나라의 모자보건과 관계된 일을 수행하시는 분들에게도 어느 정도 도움이 되는 부분이 있을 것이라고 예상한다. 실질적인 도움이 되도록 국내외 산부인과 교과서에 기술된 내용은 물론 주요 학회에서 제시하는 권장 사항들을 중심으로 서술했고, 의학 논문들은 가능한 한 최신 지견을 담은 내용으로 인용했으며 참고 문헌 또한 표시했다.

바라건대 이 책을 읽고 '임신과 출산이 이렇게 힘든 거구나'라고 생각하기보다 힘들지만 위대한 이 과정을 선택하는, 그래서 새로운 세상의 문을 열어 누군가에게 그리운 바다가 되어 주는 사람이 많아지면 좋겠다. 그리고 그 문을 좀 더 부드럽게 여는 데 이 책이 도움이 된다면 더 바랄 것이 없겠다.

마지막으로 이 책이 나올 수 있었던 것은 소개된 내 고위험 산모들의 용기와 긍정의 에너지 덕분임을 밝힌다. 자신의 여정을 일부 공유하게 되는 부분에 대해 산모들의 너그러운 이해를 바라면서 감사 인사를 보낸다.

차례

프롤로그   4

첫 번째 당부: 임신 초기에 하는 걱정

나이가 많은 임신부예요   12

시험관 임신을 준비하고 있어요   25

쌍둥이를 임신했어요   33

유산될까 걱정이에요   47

근종이 있어요   56

두 번째 당부: 태아 이상에 대처하는 자세

다운증후군 검사에서 고위험이 나왔어요   68

태아의 심장병이 의심된대요   76

아기에게 이상이 있대요 90

세 번째 당부: 자연 조산에 관하여

경부 길이가 짧아요 102

조산이 걱정돼요 114

양수가 터졌어요 128

배가 뭉쳐요 136

네 번째 당부: 임신 합병증이 생겼다면

임신성 당뇨를 진단받았어요 146

임신 20주, 전치태반이래요 161

아기가 주수에 비해 작아요 167

체중이 많이 나가요 184

임신중독증이 생겼어요 197

자연분만과 제왕절개수술, 선택이 어려워요 209

부록: 책 추천 223

주 235

첫 번째 당부:
임신 초기에 하는
걱정

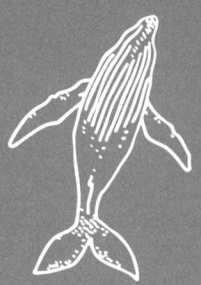

나이가 많은 임신부예요

D는 6년 전 첫째를 낳았다. 지금이 마흔이니 서른넷에 아이를 낳은 것이다. 첫째를 낳고 육아가 너무 힘들어 둘째를 가질 생각은 하지도 못했다. 그런데 아이가 다섯 살이 되면서 자꾸 동생을 낳아 달라고 졸랐다. 다시 육아 전쟁을 치를 생각을 하니 도저히 엄두가 나지 않는 데다 마흔이면 노산이라 위험하다는 이야기까지 들으니 겁이 나 아기를 가질 생각을 할 수도 없다.

최근 결혼한 B는 서른여덟이다. 딩크를 결심하지는 않았지만 바로 아기를 가질 생각도 없다. 신혼을 어느 정도 즐기다가 마흔부터 임신을 시도하려 한다. 나이가 많아지는 게 조금 걱정이지만, 노산임에도 큰 어려움 없이 임신하고 심지어 자연분만까지 하는 연예인들을 보면 용기가 생긴다. 결혼하고 바로 아기를 갖는 것은 왠지 손해 보는 느낌이다.

의학적 지식

　우리나라 통계청 자료에 따르면 2023년 모의 출산 연령은 33.6세로, 매년 상승 추세에 있다.[1] 35세 이상 산모의 비중은 2012년 18.7%에서 2023년에는 36.3%로 약 2배가 되었다. 이제 3명 가운데 1명이 35세 이상인 고령 산모가 된 것이다. 실제로 우리나라의 산모 고령화는 세계 최고 수준이다. OECD 국가의 첫째아 출산 연령을 비교해 보면 2022년을 기준으로 미국은 27.4세, 프랑스는 29.1세, 독일은 29.9세, 일본은 30.9세, 우리나라는 32.8세다.[2] 2020년을 기준으로 35세 이상 산모의 비중을 같은 시기 미국과 비교하면 미국은 19%, 우리나라는 33.8%다.[3]

　고령 산모의 기준은 35세 이상 여성의 가임력 감소와 태아의 염색체 이상 빈도의 증가를 고려해 임의적으로 정해진 것이다.[4] 34세는 괜찮고 36세부터는 증가하는 것이 아니다. 나이에 따른 변화는 점진적으로 나타난다. 여성의 연령이 높아지면서 발생하는 가임력 감소는 자연현상이다. 가임력은 20~24세가 정점이고 30~32세까지 조금씩 감소하다가 이후 점진적으로 감소한다. 구체적인 숫자로 살펴보면 20~24세를 기준으로 25~29세에 4~8%, 30~34세에 15~19% 감소하고, 35~39세에 26~46%로 현저히 감소하기 시작해 40~45세에는 95%로 줄어든다.[5] 즉, 20~24세를 100%로 보았을 때 40~45세의 가임력은 5%가 되는 것이다. 이러한 의학적 사실을 고려할 경우 35세에 결혼을 했다면 가급적 바로 임신을 시도하는 편이 가장 좋다('나중에 시험관 하면 되지'라고 생각한다면 '시험관 임신을 준비하고 있어요.'를 읽어 보자).

대부분 나이가 많으면 고위험 임신이라는 사실을 잘 알지만, 어떤 사람은 위험도를 높게 생각해 지나치게 두려워하고, 어떤 사람은 그 반대로 생각하기도 한다. 그러나 고위험 요소에 나이만 있는 것은 아니다. 일단 첫 번째 임신(초산)과 두 번째 이후 임신(경산)에는 차이가 많다. 일반적으로 초산은 경산에 비해 고위험이다. 첫 번째 임신에서는 여러 가지 임신 합병증이 생길 확률이 증가하기 때문이다. 그 대표적인 예가 임신중독증인데 두 번째 이후의 임신보다 첫 번째 임신에서 2.1배 빈번하다. 아기의 체중이 주수에 비해 적은 저체중아의 출산 가능성도 첫 번째 임신에서 증가한다. 2010년 발표된 13만 3,533명을 대상으로 한 연구에 따르면 초산은 경산과 비교했을 때 2.5kg 미만의 저체중 출생아 또는 자궁내태아발육지연이 동반된 아기를 낳을 가능성이 각각 1.41배(95% 신뢰구간 1.26~1.58), 1.89배(95% 신뢰구간 1.82~1.96) 높았다.[6]

첫 번째 임신에서 별다른 합병증 없이 만삭 분만을 했다면 두 번째 이후의 임신에서는 임신중독증과 조산*의 위험도가 감소한다. 특히 임신부가 비만하지 않고 내외과적인 질환이 없으며 첫째 아기

---

* 임신 20주 이전에 임신이 종결되면 유산, 20주 이후부터 37주 이전에 분만이 이뤄지면 조산, 37주 이후에 분만이 이뤄지면 만삭 분만이라고 한다.

를 자연분만(질식분만)으로 낳기까지 했다면, 35세가 넘더라도 대부분은 산부인과 의사가 아주 좋아하는 '저위험 임신부'가 된다. 여기서 '산부인과 의사가 좋아'한다는 의미는 산전 또는 분만 기간에 예측하지 못한 응급 상황이 발생할 가능성이 낮고 출산도 순조롭게 할 가능성이 높다는 이야기다.

초산과 경산의 조산 및 자궁내태아발육지연과 관련해 진행된 연구 내용을 살펴보자. 이 연구는 1999년부터 2004년까지 캐나다 브리티시컬럼비아주에서 출생한 단태아 약 10만 명을 대상으로 진행되었다.[7] 20~29세의 여성을 기준으로 보았을 때, 40세 이상의 초산부는 20~29세에 비해 조산 확률이 1.60배 증가했지만, 40세 이상의 경산부는 1.28배만 증가했다. 자궁내태아발육지연이 발생할 확률 역시 40세 이상의 초산부는 20~29세에 비해 1.37배 증가했지만, 경산부는 20~29세에 비해 증가하지 않았다. 이 연구의 핵심 결과를 한마디로 이야기하면 35세 이상의 고령 임신부라 하더라도 경산부라면 생각보다 고위험이 아닐 수 있다는 것이다.

꼼꼼하게 짚어 보는
Q&A

❶ 노산의 정의는 어떻게 되나요?

일반적으로 출산일 기준으로 만 35세 이상일 때 노산으로 정의합니다.

❷ 노산이 위험한 이유는 무엇인가요?

임신부의 연령이 높으면 임신성 당뇨, 임신중독증, 조산, 저체중아 출산, 전치태반, 태반조기박리* 및 제왕절개수술률이 증가합니다. 이뿐만 아니라 유산과 사산의 빈도 또한 올라간다고 알려져 있습니다.

❸ 노산일 때 임신중독증 발생 확률은 어떻게 되나요?

임신중독증은 두 번째 이후 임신에 비해 첫 번째 임신에서 빈번하게 발생하며, 초산부에서의 빈도는 약 3~10%, 경산부에서의 빈도는 약 2~5%입니다. 2000~2018년까지 덴마크에서 출산한 총

---

* 분만 후 자연스럽게 떨어져 나오는 정상적인 태반과 달리 태아가 자궁 안에 있는 상태에서 태반이 떨어지는 현상을 말한다. 약 0.5%의 임신부에게서 발생하며 자궁내태아사망의 중요한 원인이나 미리 예측할 수 있는 방법은 안타깝게도 없다.

370만 326명을 대상으로 한 인구 기반 연구에 따르면 40~44세 산모 가운데 첫 번째 임신인 경우 임신 중 고혈압성 질환의 발생률이 7.4%였던 반면, 두 번째 임신에서는 3.9%로 감소했습니다.[8] 이는 나이가 많아도 두 번째 임신에서는 임신중독증의 위험도가 감소한다는 것을 보여 줍니다.

❹ 노산이면 태아의 염색체 이상이 어느 정도 증가하나요?

일반적으로 태아의 염색체 이상 빈도는 임신부의 나이에 따라 증가합니다. 예를 들면 임신부가 35세 이상일 때 가장 흔하게 나타나는 태아 염색체 이상인 다운증후군의 빈도는 353명 중 1명, 전체 염색체(다운증후군, 에드워드증후군, 파타우증후군 등 임상적 의미를 가지는 염색체 포함) 이상의 빈도는 178명 중 1명입니다.[9] 임신부의 나이가 40세가 되면 태아의 다운증후군 위험도는 85명 중 1명, 전체 염색체 이상의 빈도는 62명 중 1명으로 상승합니다. 최근에는 목덜미 투명대 검사, 통합 선별 검사(Integrated Test), 태아 DNA 선별 검사라고 불리는 NIPT(Noninvasive Prenatal Test) 등을 통해 태아의 염색체 이상을 산전에 의심하고 진단하는 일이 많아졌습니다.

❺ 노산이어도 자연분만을 할 수 있나요?

노산이라고 자연분만을 못하지는 않지만 상대적으로 제왕절개수술의 가능성이 증가하는 것이 사실입니다. 2005년부터 2019년까지 우리나라 국민건강보험공단 자료를 이용해 초산부 368만 5,817명의 임신 결과를 분석한 내용에 따르면 25~29세에서 제왕절개수술률이 34.7%였던 반면, 30~34세는 40.5%, 35~39세는 52.5%, 40~44세는 65.3%로 점진적으로 증가했습니다.[10]

노산이어도 자연분만에 유리하게 작용하는 요인으로는 자연분만을 한 과거력, 마른 체형, 큰 키, 크지 않은 아기, 혈압 및 당뇨와 같은 기저 질환이 동반되지 않은 건강 상태 등이 있습니다. 또한 골반 크기가 커야 자연분만에 유리한데 이는 임신부의 체형만으로는 판단이 불가능하며 산부인과적 진찰을 해야 알 수 있습니다.

❻ 노산은 임신 시 어떠한 점을 주의해야 하나요?

노산이면서 첫 번째 임신이라면 임신중독증이 생기지 않는지 살피기 위해 정기적으로 산부인과 진료를 잘 받는 것이 중요합니다. 산부인과 검진 시 늘 하는 혈압 측정도 임신중독증 진단에 필요한 요소 중 하나입니다.

최근에는 임신중독증을 예방하기 위해 저용량 아스피린을 사용하는 적응증이 넓어지는 추세인데 외국의 지침에 따르면 35세 이상이면서 첫 번째 임신을 한 경우에는 임신 12~28주 사이(이상적으로는 약 16주부터)에 저용량 아스피린을 복용하기 시작할 것을 권하고 있습니다.[11]

특히 40세 이상의 임신부는 임신 후반기로 갈수록 주의가 필요합니다. 노산에서 의미 있게 증가하는 임신 합병증 가운데 하나인 태반조기박리는 질 출혈과 복통, 태동 감소(대개는 절반 이하로 감소)를 일으키고, 태아의 생명에도 악영향을 끼칠 수 있습니다. 따라서 임신 후반기에 갑작스러운 복통, 태동 감소, 중등도(moderate) 이상의 질 출혈이 발생한다면 인터넷을 검색할 것이 아니라 응급실에 방문해 태아 상태를 확인해야 합니다.

태반조기박리의 빈도는 임신부 200명 중 1명이지만 산모의 나이가 증가함에 따라서 25~29세에 비해 30~34세에서 1.27배, 35~39세에서 1.65배, 40세 이상에서 1.83배로 위험도가 증가합니다.[12]

❼ **남성의 나이는 태아의 건강에 아무런 영향을 미치지 않나요?**

임신은 난자와 정자가 만나서 이루어지는 일이기 때문에 남성의 나이가 영향을 미치지 않을 수는 없습니다. 남성의 나이도 가임력에 영향을 주는데 이는 자연 임신뿐 아니라 시험관 시술에서도 마찬가지입니다. 일반적으로 남성의 나이 자체는 태아의 염색체 이상과 큰 관계가 없다고 알려져 있습니다. 그러나 특정 유전 질환은 남성의 높은 연령과 관련이 있는데 연골무형성증처럼 상염색체 우성으로 나타나는 유전 질환의 돌연변이 발생 위험도가 증가합니다.[13] 다만 이러한 질환은 발생 빈도가 매우 낮습니다.

아이를 키운다는 것은 꼬마와 같이 추는 왈츠와도 같다. 때로는 이끌고 때로는 넘어지지 않게 잡아주면서 음악에 맞추어 즐겁게 춤을 추는 시간은 다시 오지 않을 소중한 시간이다.

김혜남 『서른 살이 심리학에게 묻다』 (갤리온)

> **내가 만난 임산부 이야기**

괜찮을까요?

외래 예약 환자들의 명단을 보다가 눈을 크게 떴다. 우리 병원 흉부외과에서 승모판* 재수술을 받고, 몇 년 전 첫째를 낳은 산모의 이름이 환자 명단에 있었다. 지난번 임신에서 부정맥이 빈번하게 발생하면서 그녀는 컨디션이 악화되었고 임신 28주 정도부터 입원해 있었다. 당직 전공의들은 밤마다 그녀의 심장에서 발생하는 무서운 부정맥을 지켜보면서 항부정맥 약물을 처방했다. 임신 35주, 그녀의 심장이 더 이상 버틸 수 없는 상황이 되어 유도분만을 결정했고 유도 3일째에 자연분만으로 약 2.1kg의 딸을 낳은 산모였다. 그렇게 힘들게 낳은 예쁜 딸은 초등학교 2학년이 되었고, 그녀의 나이는 마흔을

---

* 좌심실과 좌심방 사이의 판막이다.

넘었다.

"괜찮을까요?"

9년 만에 자궁에 들어선 새로운 생명의 심박동을 확인한 후 그녀가 한 질문이었다. 일단 현재의 심장 기능이 9년 전에 비해 어느 정도 악화된 상태인지 파악하는 게 중요하다고 신중하게 대답했다. 다행히 내과 박성지 교수가 확인해 준 바에 의하면 심장 기능은 이전과 비슷한 정도였다. 9년 전의 출산도 어찌 보면 목숨을 건 일이었기에 이번 임신 유지 과정에서 닥칠 위험에 대한 걱정이 그녀의 눈에서 보였다. 그보다 더 심각한 것은 남편의 얼굴이었다. 둘째 임신에 대한 기쁨은 전혀 보이지 않았고 심장병을 가진 부인을 향한 걱정이 한가득이었다. 아직 임신 7주밖에 되지 않은 상태였다. 치료적 유산을 시행할 수 있는 시기였고 법적으로도 문제가 없었다.

나는 임신부에게 임신 유지 시 위험도는 지난번 임신과 비슷하겠지만, 이전보다 나이가 많아졌으니 그에 따른 위험이 추가적으로 발생할 수 있다고 설명했고, 임신부와 남편의 결정이 중요하다고 말했다. 그러나 마음속으로는 임신을 유지하길 바랐다. 그녀의 딸에게 동생이 있으면 얼마나 좋을까? 약 3년 전, 그녀의 딸이 삐뚤삐뚤한 글씨로 "태어나게 도와주셔서 감사합니다"라고 쓴 예쁜 엽서를 받은 적이 있다.

결국 임신부는 임신 유지를 결정했고 우리는 임신 경과를 조심스럽게 살폈다. 42세이고, 승모판 재수술을 받았고, 항응고제를 최대 용량을 쓰고, 간헐적으로 부정맥이 있던 그녀의 임신 경과는 우려했던 바와 달리 첫째 때보다 수월했다. 9년 전에는 심부전과 부정맥으로 임신 28주에 입원해 거의 6주를 버텼는데 이번에는 그런 증상이 심하지 않아 목표했던 34주를 훌쩍 넘겼다. 결국 37주가 된 시점에 수술로 2.7kg의 예쁜 둘째 딸을 낳았다.

수술 후 모든 경과가 순조로웠고 계획대로 다음 날 항응고제를 다시 시작했다. 첫째 때는 출산 후 산모가 바로 중환자실에 입원했는데 이번에는 일반 병실에서 볼 정도로 경과가 좋았다. 통상적으로 제왕절개수술 후 3일째에 퇴원을 하는데 그래도 심장병이 있으니 하루 더 병원에서 지켜보는 것이 좋겠다며 퇴원을 미루자고 했다. 퇴원을 앞두고 산모에게 일시적인 일과성허혈발작(Transient Ischemia Attack)이 발생하긴 했지만, 다행히 병원에 입원 중인 상태였기 때문에 큰 이상 없이 잘 회복했고, 수술 후 6일째 되던 날 마침내 건강히 퇴원할 수 있었다. 외래에서 그녀는 둘째를 만날 수 있게 해 주어 감사하다며 의료진에게 인사를 전했다. 나는 속으로 내가 더 감사하다고 말했다.

초고령 산모가 쌍둥이를 만나기까지

약 18년 전, 내가 근무하던 병원에 53세의 임신부가 입원했다. 고령 중에서도 초고령이던 그녀는 개인 병원에서 난자 공여를 통해 쌍둥이를 임신했고, 임신 25주에 심한 임신중독증으로 전원되었다.

임신을 하면 심장은 자궁으로 가는 혈류를 공급하기 위해 일을 더 많이 해야 한다. 몸의 혈액량도 비임신 상태와 비교해 단태 임신에서 1.5배, 쌍둥이 임신에서 1.8배가 늘어난다. 이렇게 나이 많은 여성이 쌍둥이를 임신하게 하다니. '분만까지 책임져야 하는 의사라면 쌍둥이를 만들지는 않았을 텐데'라는 생각을 했다. 더군다나 임신부에게는 만성 기관지염이라는 내과적 질환이 있었다. 즉, 임신부의 심폐 기능은 임신을, 그것도 다태 임신을 견디기에 애초부터 무리였다.

임신부는 어렵게 한 임신인 만큼 한 주 한 주를 힘겹게 끌어가고 있었다. 이제 임신 25주, 아기의 예상 체중은 아직 600~700gm 정도에 불과하던 어느 월요일 오전 10시, 병실에서 갑작스러운 호흡곤란을 호소하며 그녀의 상태가 나빠졌다. 산소 포화도가 80%(정상은 100%)에서 점점 떨어지며 임신부의 의식이 의료진의 눈앞에서 흐려졌다. 바로 수술이 결정되었고 우리는 병실 침대를 그대로 수술장으로 밀고 들어갔다. 수술장 모니터에 표시된 산소 포화도는 30%였다.

스크럽(수술하기 전 소독제로 손을 닦는 과정)을 분노의 양치질 수준으로 빨리하면서 오늘 이 자리에서 세 명의 환자를 하늘나라로 보내는 일이 없도록 해 달라고 간절히 기도했다. 아기는 주수가 일러서 생존 가능성이 낮았다. 산부인과에서 가장 중요한 것은 임신부의 생명이기에 임신부만이라도 살 수 있기를 마음속으로 빌었다. 마취과 교수님이 전신마취를 위해 기도 삽관을 할 때 "왜 이렇게 물이 많이 나와?"라고 한 기억이 난다. 폐부종이 동반된 것이다(심한 임신중독증에서는 폐에 물이 차는 폐부종이 흔히 생긴다).

임신부는 쇼크 상태에 가까웠기 때문에 피부를 절개했을 때 피가 거의 나지 않았고 간혹 검은색 피만 소량 나올 뿐이었다. 그러나 마취과 의료진의 응급처치와 함께 내가 아기를 꺼내자 다행히 자궁 크기가 줄면서 산모의 산소 포화도는 80%로 올라갔다. 신이 기도를 들어주신 걸까? 수술 후 산모와 두 아기는 각각 중환자실에 입원했고 오랜 기간이 걸렸지만 감사하게도 모두 건강하게 퇴원할 수 있었다. 당시 산모의 병명은 스트레스성 심근병증으로 결론이 났다(역시 심한 임신중독증에서 발생할 수 있는 드문 질환이다). 심한 임신중독증에 고령이라는 요인까지 겹쳐서 심장 기능이 급격히 떨어지며 폐부종을 일으킨 것이다. 이러한 심폐 허탈(arrest)이 주말이나 밤이 아닌 월요일 오전에 발생해 천만다행이었다.

시험관 임신을 준비하고 있어요

　　G는 서른넷에 시험관 시술로 쌍둥이를 가졌다. 결혼한 지 8개월이 지나도 아기가 생기지 않아 난임 병원에 방문했고 첫 번째 시험관 시술에서 배아 2개를 이식했다. 그런데 막상 임신을 하고 보니 경과가 좋지 않았다. TV에서 보던 쌍둥이는 거의 만삭에 태어나 건강한 모습이었는데 말이다.

　　임신 25주부터는 자궁수축이 빈번해져 한 달간 입원했다. 당시 '라보파'라는 자궁수축 억제제를 투여받았는데, 맥박이 130회까지 뛰면서 가슴이 두근거리고 숨찬 증상이 생겨 힘들었다. 임신 32주부터는 혈압이 조금씩 높아져 다시 병원에 입원했다.

　　임신중독증이라고 했다. 입원한 지 일주일이 지나자 혈압이 점점 높아지며 두통이 생겼다. 시야도 조금 흐려져 글자가 2개로 겹쳐 보이고 혈압이 180으로 치솟으면서 갑자기 수술이 결정되었다. 두 아기는 모두 신생아중환자실(NICU)에 입원했고 인공호흡기 치료를 받고 있다.

의학적 지식

2020년 우리나라에서 시험관 시술로 태어난 아기는 출생아 10명 중 1명이었다.[1] 한편, 2023년 미국에서는 출생아의 2.6%가 시험관 임신을 통해 태어났다.[2] 산모의 고령화를 고려하면 시험관 시술의 도움을 받아 태어나는 아기가 많아지는 것은 우리나라에서 자연스러운 사회현상으로 이해된다. 하지만 자연 임신을 기다려도 되는 상황에서 성급하게 시험관 임신을 선택하는 일이 많아졌고, 첫 번째 시술부터 배아를 2개 넣기도 한다.

시험관을 준비하는 부부의 가장 큰 목표는 '임신'이다. 그러나 이 목표를 '임신' 자체가 아니라 '건강한 출산'에 두면 어떨까? 여행을 갈 때 목적이 비행기 탑승이 아니라 도착지에 안전하게 도착해 여행하기 위함인 것처럼.

꼼꼼하게 짚어 보는
Q&A

❶ 난임의 정의는 어떻게 되나요?

일반적으로 난임은 피임을 하지 않았음에도 1년 이내에 임신이 되지 않은 상태를 말합니다. 사실 한 번의 생리 주기에 임신이 될 확률은 20% 정도밖에 되지 않습니다. 그러나 이는 시간이 지남에 따라서 자연스럽게 증가해 6개월 후에는 72%, 1년 후에는 85% 정도로 올라갑니다.[3] 한편, 여성의 나이가 증가함에 따라 가임력은 감소하므로 여성이 나이가 35세 이상이면서 약 6개월간 임신을 시도했는데도 임신이 되지 않았다면 검사를 받아 볼 것을 권합니다.

❷ 시험관 임신이 왜 고위험 임신인가요?

시험관 임신이 고위험 임신이 되는 가장 중요한 이유는 다태 임신의 확률이 증가하기 때문입니다. 쌍둥이 임신은 대표적인 고위험 임신으로 그 자체로 유산, 선천성 기형, 조산, 임신중독증, 산후출혈 등 여러 가지 임신 합병증이 발병할 확률이 증가합니다. 따라서 시험관 시술을 통해 2개 이상의 배아를 이식한다면 다태 임신이 임신 경과에 미치는 영향에 대해 신중하게 생각하고 결정하는 것이 바람직합니다(다태 임신에 따른 영향에 대해서는 '쌍둥이를 임신했어요' 참고).

외국에서 발표된 대규모 역학 연구들에 따르면 시험관 시술로 단태 임신을 한 경우에도 자연 임신에 비해 태아 기형, 조산, 전치태반, 태반조기박리 등의 위험도가 증가합니다.[4] 예를 들면 시험관 임신은 자연 임신과 비교해 태아의 선천성 기형에 대한 상대적 위험도가 약 1.3~1.4배 높습니다(일반적인 위험도인 2~3%에서 2.7~4%로 30~40% 증가).[5] 이러한 연구 결과에 근거해 시험관 임신이 산과적으로 고위험 임신으로 분류되었습니다.

❸ 이식할 수 있는 배아의 개수에 대한 지침은 어떻게 되나요?

시험관 시술의 목적은 임신이지만, 이식 배아의 개수를 늘리는 것은 다태 임신의 증가와 연관될 수 있습니다. 2017년 미국생식의학회는 이러한 다태 임신을 줄이기 위해 38세 미만의 여성들에게 단일 배아 이식을 권장했으며[6] 2021년에는 예후가 좋을 것으로 예상되는 여성에게는 나이와 무관하게 단일 배아 이식을 권장했습니다.[7] 그 결과 2021년 미국 자료에 의하면 첫 시험관 임신 시도에서 평균 이식 배아의 수는 37세 이하에서 1.1개였고, 38~40세는 1.3개, 41~42세는 1.5개였습니다.[8] 또한 단일 배아 이식을 선택한 비율이 35세 미만은 88.3%, 35~37세는 84.5%, 38~40세는 72.1%, 41~42세는 56.1%였습니다.[9]

일본은 2007년부터 시험관 시술 시 이식하는 배아의 개수를 제한할 것을 권장해 다태 임신을 줄이고자 했으며,[10] 그 결과 출생아에서 다태아 구성비가 최근 20년 동안 약 2.0%로 변화가 없었습니다.[11] 우리나라는 다태아의 구성비가 지속적으로 증가해 2023년에는 5.5%에 달했는데,[12] 이는 2000년의 1.7%에서 3배 증가한 수치입니다.

특히 조산에 대한 고위험 요소를 가지고 있다면 다태 임신을 피하는 것이 좋습니다. 예를 들어 자궁근종절제술을 받은 여성이 다태 임신을 하면 자궁파열의 위험도까지 높아질 수 있습니다. 자궁선근증이 동반된 임신도 이미 그 자체로 조산의 고위험군에 속한다는 점을 기억해야 합니다.

나의 20대는 비통하고 혼란스럽고 고달팠으며 때로 견딜 수 없이 힘들었지만, 그럼에도 내 인생을 결정지은 시기였다.

술라이커 저우아드 『엉망인 채 완전한 축제』(윌북)

> 내가 만난 임산부 이야기

시험관 임신을 쉽게 생각하는 부부에게

첫째를 분만한 지 1년도 되지 않았는데 시험관 시술로 둘째를 가졌다는 임신부를 진료하면서 놀라지 않을 수 없었다. 그녀는 첫째를 자연 임신했고, 나이는 불과 서른한 살이었다. 왜 굳이 젊은 나이에 시험관 임신을 했는지 묻자 그녀는 첫 아이를 낳고 4개월 정도 시도했는데 임신이 되지 않아 시험관 시술을 받았다고 대답했다.

나의 딸이었다면 어떤 이야기를 해 주었을까?

안타깝게도 태아는 초음파에서 심각한 뇌의 이상이 발견되었고 결국 임신은 종결되었다. 그녀는 나에게 시험관 임신 때문에 태아 기형이 발생한 것인지 물었다. 나는 인과관계를 구체적으로 증명하기는 어렵지만 자연 임신에 비해 시험관 임신에서 태아 기형의 위험도가 증가한다는 사실이 이미 대규모 역학 연구들을 통해 의학적으로 밝혀져 있다고 설명하며 말꼬리를 흐렸다.

대신 난임의 정의가 정상적인 부부 생활을 한 지 1년이 지났음에도 임신이 되지 않는 경우라고 강조해서 말했다. 물론 여성의 나이가 많다면 1년까지 기다리지 않기도 하지만, 적어도 35세 미만이라면 1년이 지나야 난임을 진단한다.

과거에는 임신이 어려운 상태를 가리켜 '불임'이라고 했지만 이제는 '난임'이라는 표현을 쓴다. 절대적인 불임이란 양쪽 나팔관이

막혔거나 선천적으로 자궁이 없거나 아니면 남편에게 확실히 '무정자증'이 있을 때다. 첫 번째 아기를 시험관 임신으로 어렵게 가졌는데 생각지도 못한 두 번째 아기를 자연 임신으로 갖게 되는 일도 꽤 있다. 그러니 불임이라는 절대적 표현은 부적절하다.

최근에는 35세 미만에서도 시험관 임신을 해서 오는 사례가 흔해졌다. 난임으로 명백히 진단받았다면 어쩔 수 없겠지만 그렇지 않은 경우도 상당하다. 현대 의학에 대한 과도한 신뢰가 젊은 나이에도 시험관 임신을 쉽게 선택하는 풍조로 이어진 것이다. 이대로 가면 시험관 시술로 생기는 아기가 자연 임신으로 생기는 아기보다 더 많아지는 세상이 올 듯하다. 지역 병원의 산부인과 선생님에게서도 24세 여성이 시험관 임신을 해서 외래로 왔다는 놀라운 이야기를 들었다. 젊은 나이에 왜 시험관 시술을 받았느냐고 물었더니 "임신하려고요"라는 대답이 돌아왔다고 한다. 이제 아기를 갖길 원하면 사랑을 하는 것이 아니라 시술을 받으러 가는 세상이 된 것 같아 씁쓸했다. 제발 이런 사례가 드물었으면 한다.

한편, 시험관을 준비하는 부부는 대부분 한 번의 시도로 임신이 되기를 희망한다. 시험관 시술은 자연 임신 성공률을 넘기 어렵다. 이는 자연의 섭리이자 생명의 법칙이다. 시험관 시술의 첫 번째 주기에서 임신에 성공해 생존아 출산으로 이어질 확률은 약 20~25%에 불과하다. 두 번째, 세 번째 시험관 시술을 통해서 생존아 출산율이 각각 37~40%, 45~53%로 높아지게 되는 것이다.[13]

시험관 임신을 시도하는 과정에 있는 부부에게 조급한 마음을 갖지 말라고 진심으로 말하고 싶다. 임신의 목적은 임신이 아니라 건강한 출산이다. 우리나라의 '빨리빨리' 문화가 시험관 임신의 시도 과정에도 영향을 주고 있다. 이제 우리도 '슬로' 문화를 받아들이면 어떨까?

쌍둥이를 임신했어요

H는 자연 임신으로 쌍둥이를 가졌다. 처음에는 아기집이 하나라고 들었는데, 그다음 주에 다시 진료를 본 후 쌍둥이라는 이야기를 들었다. 가족 중에 쌍둥이가 없는데, 신기하고 놀랍다. 주변에 쌍둥이를 키우는 사람이 많아진 듯해 안심이 되지만 한편으로 쌍둥이는 고위험 임신이라고 하니 걱정이 되기도 한다. 특히 아기가 일찍 나올까 봐 마음이 놓이지 않는다.

의학적 지식

쌍둥이는 일란성과 이란성으로 나뉜다. 일란성쌍둥이는 하나의 난자와 하나의 정자가 만나서 하나의 수정란이 만들어진 후 분열 과정에서 2개의 개체로 갈라져 만들어지고, 이란성쌍둥이는 처음부터 2개의 난자와 2개의 정자로 시작해 2개의 수정란이 만들어져 생긴다.

일반적으로 전체 쌍둥이의 80%는 이란성쌍둥이다. 이란성쌍둥이의 증가와 관련된 요인으로는 시험관 시술, 산모 나이(연령이 높을수록 쌍둥이를 임신할 확률이 증가한다), 인종과 같은 유전적 요소 등이 있다. 미국 통계에 따르면 쌍둥이 출생 빈도가 백인은 3.3%인 반면, 흑인은 4.1%였고, 아프리카 나이지리아에서는 20명 중 1명이 쌍둥이로 태어난다고 한다.

다태 임신으로 시작했지만 임신 초기에 한쪽 배아(또는 태아)* 가 유산되어 결과적으로 단태 임신이 되는 사례도 10~15% 정도로 흔한데, 이를 의학 용어로 쌍둥이 소실(vanishing twin)이라고 한다. 다태 임신은 여러 측면에서 고위험이기에, 임신 초기에 소실로 단태 임신이 되었다면 의학적으로 조산과 같은 위험도가 낮아졌으니 슬퍼할 일만은 아니다.

쌍둥이의 예후 평가에 가장 중요한 요인은 융모막성, 즉 태반을 같이 사용하는지 사용하지 않는지다. 융모막성은 일란성과 이란성을 구분하는 난성(zygosity)과 조금 다를 수 있다. 융모막이 1개면 모두 일란성이다. 융모막이 2개면 대부분 이란성이지만 일란성인 경우도 있는데, 일란성쌍둥이에서 시작되었지만 분할(division)이 이른 시기에 발생해 태반이 2개로 나누어진 것이다. 성별이 다르면 반드

---

* 수정 후 8주(마지막 생리일을 기준으로 임신 10주)까지를 '배아'로, 수정 후 9주(마지막 생리일을 기준으로 임신 11주)부터를 '태아'로 정의한다.

시 이란성이며, 임신의 경과는 태반을 같이 쓰는 쌍둥이(단일 융모막 쌍둥이라고 한다)가 더 고위험이다.

우리나라는 최근 산모의 연령이 높아지고 시험관 시술이 늘면서 다태 임신이 급격히 증가했다. 통계청 자료에 따르면 〈그림 1〉에서 볼 수 있듯 2007년 출생아 중 다태아의 비율은 2.74%였으나, 2022년 5.8%로 2배 이상 증가했다.[1] 이는 같은 기간 미국에서 다태아의 비율이 2007년 3.37%에서 2022년 3.20%로 약간 감소한 것과 대조를 이룬다.[2] 한편 일본에서의 다태아 비율도 2007년 2.21%에서 2020년에 2.04%로 약간 감소했다.[3]

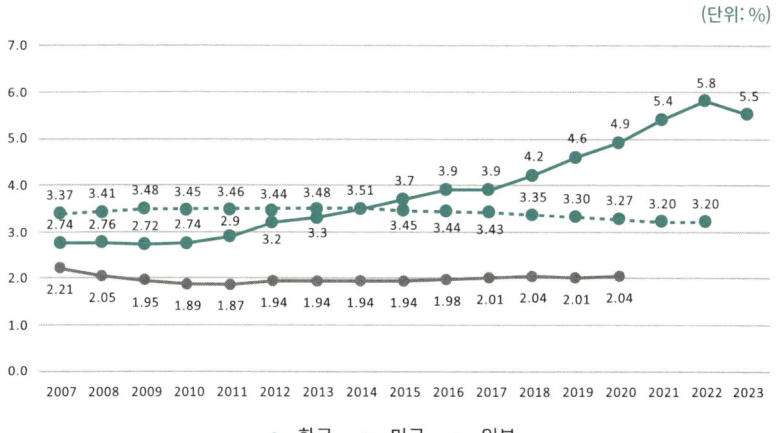

그림 1 한국, 미국, 일본의 다태아 출생(구성비) 비교[4]

꼼꼼하게 짚어 보는
Q&A

❶ 쌍둥이 임신이 왜 고위험 임신인가요?

　쌍둥이 임신이 고위험 임신임을 모르는 분이 많다는 사실에 산과 의사로서 늘 깜짝 놀랍니다. 쌍둥이 임신은 대표적인 고위험 임신입니다. 고위험이 되는 가장 중요한 이유는 쌍둥이 임신의 조산율이 60%로 단태에 비해 현저히 높기 때문입니다. 단태 임신에서 조산율이 약 10%인 사실을 생각하면 6배나 증가하는 것입니다. 또한 쌍둥이 임신은 단태에 비해 태아 기형, 사산, 신생아사망의 위험도가 높고, 임신성 당뇨 및 임신중독증이 발생할 확률이 2배에 달합니다.[5] 다태 임신에서 과도하게 늘어난 자궁은 분만 후 산후출혈의 위험도를 증가시키는 주요한 원인입니다.

　쌍둥이 임신에서 조산율에 대한 구체적인 자료를 살펴봅시다. 2022년 미국 국가 통계 자료에 따르면 〈표 1〉에서 제시된 바와 같이 조산율이 단태 임신에서 8.67%인 반면, 쌍둥이 임신에서는 61.27%, 세쌍둥이 임신에서는 98.99%였습니다.[6] 아기의 출생 체중 기준으로 살펴보면, 1.5kg 미만의 저체중 출생아를 낳을 확률이 단태 임신에서는 1.08%에 불과했지만 쌍둥이 임신에서는 9.11%였고 세쌍둥이 임신에서는 37.1%로 현저히 높았습니다.

표 1　단태 및 다태 임신에 따른 조산율과 저체중 출생아를 낳을 비율[7]

	출생 건수	34주 이전 조산	37주 이전 조산	출생아 체중 1.5kg 미만	출생아 체중 2.5kg 미만
전체	366만 7,758건	2.76%	10.38%	1.36%	8.6%
단태	355만 380건	2.16%	8.67%	1.08%	7.01%
쌍둥이	11만 4,483건	19.64%	61.27%	9.11%	55.82%
세쌍둥이	2,774건	67.85%	98.99%	37.1%	96.84%
네쌍둥이	108건	83.33%	98.15%	55.56%	98.15%
다섯쌍둥이 이상	13건	76.92%	76.92%	76.92%	76.92%

2023년 우리나라 통계청 자료에 따르면 단태아 중에서 2.5kg 미만으로 태어난 아기는 4.7%에 불과했지만 다태아는 59.5%에 달했습니다.[8] 또한 단태아 중에서 1.5kg 미만의 저체중 출생아는 0.5%였던 반면, 다태아는 6.1%로 현저히 높았습니다.

❷　일란성쌍둥이가 이란성쌍둥이에 비해 왜 위험한가요?

일란성쌍둥이는 기본적으로 태반을 같이 사용하므로 모체로부터 태반을 통해 아기에게 전달되는 혈류가 불균형할 수 있고, 이로 인해 두 태아의 성장에 차이가 생기거나 쌍태아간수혈증후군이 발생할 수 있기 때문입니다. 또한 쌍둥이 임신에서 한쪽 태아가 자궁 내에서 사망하면 일란성쌍둥이는 태반을 같이 사용하는 만큼 살아 있는 태아 역시 영향을 받을 가능성이 있습니다. 그러나 이란성쌍둥이는 한쪽 태아가 사망하더라도 살아 있는 태아는 거의 영향을 받지 않습니다.

일란성쌍둥이 중에서도 하나의 아기집 안에 두 태아가 같이 있는 경우(즉, 양막이 1개)에는 임신 후반으로 가면서 두 태아의 탯줄이 서로 꼬이기도 해 더 위험합니다.

❸ 다운증후군 선별 검사가 양성으로 나왔어요. 양수 검사를 진행해야 할까요?

임신부의 혈액을 통한 다운증후군 선별 검사의 정확도는 쌍둥이 임신이 단태 임신에 비해 떨어집니다. 이는 통합 선별 검사뿐만 아니라 NIPT에서도 마찬가지입니다. 또한 일반적으로 쌍둥이 임신에서의 양수 검사는 두 태아를 각각 진행해야 하는 어려움이 있기에 시술에 따른 위험성이 단태 임신보다 높습니다. 쌍둥이 임신에서 양수 검사를 진행하기 전에, 두 아기 중 한 아기에게 염색체 이상이 동반되었을 때 임신 경과가 어떻게 달라질 것인지에 대한 충분한 상의와 고민이 필요합니다.

❹ 쌍둥이를 임신했는데 임신성 당뇨를 진단받았어요. 혈당 조절을 어떻게 해야 할까요?

일반적으로 임신성 당뇨에서 혈당을 철저히 조절하는 가장 중요한 이유는 아기가 커질까 봐입니다. 그러나 쌍둥이는 아기의 성장이 대부분 더딥니다. 또한 쌍둥이 임신은 그 자체로 조산 및 제왕절개수술률이 높기 때문에 혈당 조절 및 관리를 했을 때 아기에게 미치는 긍정적 효과는 단태 임신에 비해 적은 편입니다. 결론적으로 쌍둥이 임신에서 혈당 조절은 주기적인 초음파 검사를 통한 태아의 성장 평가와 병행해 맞춤형으로 진행하는 것이 바람직합니다.[9]

❺ 쌍둥이를 임신했는데 배가 자꾸 뭉쳐요. 이러다가 조산하지는 않을지 걱정돼요.

자궁은 대부분 근육층으로 이루어져 있어 임신 후반으로 갈수록 자궁근육층이 불규칙적으로 뭉치고 당기는 현상이 발생합니다. 이러한 자궁수축을 브랙스턴 힉스 수축(Braxton Hicks contractions)*이라고 하는데, 우리말로는 '생리적 자궁수축'이라고 표현하는 것이 적당하겠습니다. 생리적 자궁수축의 특징은 경하고 불규칙한 특징을 갖고 대부분 조이는 느낌이라고 표현합니다.

---

* 19세기 영국의 산부인과 의사 존 브랙스턴 힉스(John Braxton Hicks)의 이름에서 따온 용어다.

쌍둥이 임신은 자궁근육층이 더 많이 늘어나기 때문에 이러한 생리적인 자궁수축이 빈번하게 일어납니다. 배가 뭉치는 증상이 불규칙하고 출혈이 동반되지 않으며 경부 길이도 정상이라면 조산과의 연관성은 매우 낮습니다.

❻ 쌍둥이를 임신하면 몇 주에 분만하나요?

국내 보고에 따르면 쌍둥이의 평균 분만 주수는 36주 3일이고, 37주 미만의 조산은 52.7%에서 발생했습니다.[10] 쌍둥이 임신에서 조산을 하는 원인으로는 임신중독증이나 태아발육지연과 같이 산과적 적응증에 의한 경우가 약 50%, 조기진통이 30%, 조기양막파수가 10%를 차지합니다.[11] 쌍둥이 임신에서 이러한 조산의 원인이 발생하지 않고 만삭까지 잘 왔다면 일란성쌍둥이는 34~37주 사이에, 이란성쌍둥이는 38주에 분만하는 것이 권장되고 있습니다.[12]

❼ 세쌍둥이는 언제 분만할까요?

세쌍둥이를 임신한 여성의 대부분(98%)은 조산하고 평균 임신 기간은 약 33주입니다.[13] 삼성서울병원과 서울아산병원에서 분만한 우리나라 세쌍둥이 임신부를 대상으로 한 공동 연구에 따르면 평균 임신 기간은 32.5(± 3.3)주, 평균 출생 체중은 1.68(± 0.47)kg이었고 임신 28주 이전에 조산한 경우가 약 10%였습니다.[14]

❽ 쌍둥이를 임신해도 자연분만이 가능한가요?

두 아기의 위치가 모두 두위*라면 자연분만을 시도할 수 있습니다. 다만 쌍둥이 임신에서 자연분만을 시도할 때 첫 번째 아기가 나온 후 두 번째 아기가 나오기 전 갑작스러운 질 출혈 및 태아 심박동 저하 등이 간혹 발생하기도 하는데 이러한 상황에는 바로 수술해야 합니다. 따라서 쌍둥이의 자연분만은 제왕절개수술에 대한 만반의 준비를 한 상태에서 시도하는 것이 바람직합니다. 이와 달리 두 아기 중에서 한 아기가 역아**라면 제왕절개수술의 적응증이 됩니다.

쌍둥이 임신에서 자연분만의 시도는 임신부의 의지와 의료진의 성향에 따라 다르게 선택될 수 있습니다. 저는 쌍둥이 임신에서 주로 수술을 선택합니다. 이는 지금까지 많은 쌍둥이 자연분만을 지켜보고 제왕절개수술 또한 집도해 본 개인적인 경험에서 나온 것입니다.

자신에게 맞는 인생의 속도를 찾아라. 행복은 천천히 그리고 느리게 온다는 사실을 잊지 마라.

장재형 『마흔에 읽는 니체』 (유노북스)

*   태아의 머리가 아래를 향하고 있는 상태다.
**   태아의 엉덩이가 아래를 향하고 있는 상태다.

| 내가 만난 임산부 이야기 |

임신 25주에 세쌍둥이를 만나기까지

"난 너만 괜찮으면 돼." 귀를 의심했다. 기대하지 않았던, 아니 거의 들어 보지 못한 말이었다. 잘못 들었나 하고 잠시 생각했다. 가끔 다른 일에 집중하면 주변 소리를 듣지 못할 때도 더러 있으니까. 무엇보다 산모를 빨리 수술장으로 밀고 들어가야 하는 상황이라 머릿속에 더 이상의 생각이란 것이 들어갈 자리가 없었다.

그녀는 결혼한 지 1년이 채 안 되어 시험관 시술로 세쌍둥이를 임신했다. 일반적인 난임의 정의를 고려할 때 다소 성급한 결정이었다고 생각했다. 또한 경험직으로 임신부의 작은 키가 세쌍둥이 임신을 견디는 데 불리하게 작용할 가능성이 있어 조심스럽게 외래에서 추적 관찰했다.

다행히 임신 24주까지의 경과는 순조로웠다. 세쌍둥이 중 가장 아래에 위치한 아기의 예상 체중이 조금 적게 측정되는 것 이외에는. 그런데 임신 25주가 되는 날 새벽 갑자기 양수가 터져 응급실에 왔고 그렇게 입원을 했다. 아침 회진을 돌 때까지만 해도 산모의 상태는 안정적이었다. 다행히 자궁수축이 동반되지 않았고 자궁경부는 1cm 정도만 열려 있었다. 임신 주수가 아직 25주밖에 되지 않은 데다 갑작스럽게 진통이 와 분만을 하게 될 가능성이 있었기에 태아의 폐 성숙을 돕기 위한 치료*를 결정했다.

나는 회진을 돌면서 "많이 놀랐죠?"라고 물었다. 동그란 눈을 가진 귀여운 그녀는 이미 새벽에 한바탕 울고 난 후라 지금은 괜찮다며 애써 밝은 표정을 지었다. 양수는 이미 터졌고 어쩔 수 없는 상황인 만큼 이제부터 최선을 다하는 게 중요하다며 잘 해 보자고 이야기하고 고위험 병실을 나왔다.

점심시간, 병원 회의에 참석 중이었는데 팀의 치프 전공의로부터 전화가 왔다. 세쌍둥이 임신부가 수축과 통증이 별로 없는 상태에서 자궁문이 열렸고 분만하게 될 것 같다고 했다.

임신 25주, 약 600~800gm 남짓 나가는 세 아기가 세상에 나와 모두 잘 살 수 있을지 걱정하지 않을 수 없었다. 만약 쌍둥이 임신이었다면 고민 없이 제왕절개수술을 진행했을 것이다. 그러나 둘이 아닌 셋 모두 25주에 출생한다면 이들의 생존과 건강을 장담하기 어려웠다.

양수는 터졌지만 조기진통이 심하지는 않았기에 첫째 아기만 자연분만으로 받고 둘째와 셋째 아기는 자궁 안에 남겨 두어 임신 기간을 연장하게 하는 간격분만(interval delivery)을 해야겠다고 판단했다. 나머지 두 아기가 엄마의 자궁에서 단 일주일이라도 버틴다면 이 아기들의 생존율은 약 15% 향상될 가능성이 있었다. 임신 22주에서

---

* 스테로이드 호르몬 주사로, 태아의 폐 성숙을 도와서 신생아의 예후를 향상시키는 중요한 역할을 한다.

25주까지 태아가 자궁에서 하루를 버티면 생존율이 하루에 2~3% 증가하기 때문이다. 지금 문제가 되는 아기는 양수가 터진 첫째지 둘째와 셋째의 양막은 파수되지 않았다. 만약 수술을 한다면 선택의 여지없이 세 아기가 함께 출생하게 된다.

회의를 마친 후 분만장에 도착했을 때는 이미 자궁문이 모두 열린 상태였다. 우리는 세 아기의 심박동 모니터를 살피며 조심스럽게 첫째 아기에 대한 자연분만을 시도하기로 했다. 예상한 시나리오는 임신부가 한두 번 힘을 주었을 때 작은 첫째 아기가 태어나고, 이후 임신부에게 자궁수축 억제제를 투여해, 둘째와 셋째 아기는 일주일 이상 자궁 안에 더 머무르게 하는 것이었다.

이제 첫째 아기를 자연분만하기 위한 준비가 완료되었고 신생아중환자실 교수가 태어날 아기를 위한 소아과적인 치료를 위해 분만실에 들어와 대기했다. 결전의 순간이었다. 600gm 정도로 예상된 아기를 나오게 하기 위해 임신부가 한 번의 힘주기를 한 순간, 내 눈을 의심할 정도의 심한 태아 심박동 저하가 발생했다. 초음파로 확인한 태아의 심박동 횟수는 분당 약 40~50회로 심한 서맥(정상 범위는 분당 110~160회)이었다.

나의 결정이 후회스러웠다. 간격분만을 계획하지 않고 아무 고민 없이 수술을 진행했더라면 심한 서맥이 발생하지 않았을 가능성이 높았다. 세쌍둥이 중 2명의 생존율을 15% 높이기 위한 나의 고민과 판단의 결과는, 후회는 물론 미친 듯이 서둘러야 하는 초응급수술이라는 대가를 가져왔다.

임신부와 보호자에게 신속히 수술을 진행해야 한다고 단호하게 말했다. 다행히 임신부와 보호자는 모든 과정을 잘 이해한 터라 위급 상황에서 질문도 오열도 없었다. 분만장 내의 진통실에서 수술장으로 이동하게 되면서 자연분만에 동참하려고 했던 남편은 분만장 밖으로 나가야 했다. 이때 남편이 임신부에게 건넨 한마디.

"난 너만 괜찮으면 돼."

남편은 초응급수술이 결정된 상황에 대한 우려, 앞으로 태어날 1kg도 되지 않을 세 아기에 대한 걱정보다 부인에 대한 사랑을 담아 말했고, 나는 잘못 들은 것이 아닌지 귀를 의심했다.

출생 후 세 명의 아기들은 의료진에게 기도 삽관을 받고 신생아중환자실로 이동했다. 약 1시간 동안의 초긴장 상태가 해소된 순간 이번에는 산모의 목소리가 들려왔다.

"교수님, 저는 세쌍둥이 중 1명은 꼭 산부인과 의사로 키울래요. 이렇게 의료진의 도움을 받았으니 보답을 해야죠. 감사합니다."

부부가 어떻게 이렇게 예쁜 말을 골라서 할 수 있는지 고마웠다. 또한 기도했다. 나와 생일이 같은 이 세 명의 아기가 부디 건강하게 신생아중환자실에서 퇴원할 수 있게 해 달라고.

각각 750gm, 800gm, 690gm으로 출생한 아기는 신생아중환자실에서 135일, 97일, 119일 동안 치료를 받고 건강히 퇴원했다. 퇴원 시 몸무게가 3.2kg, 2.51kg, 2.84kg이 되도록 잘 치료해 준 모든 의료진에게 진심으로 감사하다.

위급한 순간을 겪은 첫째 아기가 퇴원하고 약 3개월이 지난 시점에 나는 신생아중환자실 앞에서 첫째 아기에게 분유를 먹이고 있는 산모의 남편과 마주쳤다. 자연분만을 시도하면서 맥박수가 심하게 떨어졌던 아기의 눈은 너무나 크고 또랑또랑했다.

산부인과 의사로서 내 평생 기억에 남을 예쁜 말들을 했던 부부는 아기들의 한 살 생일을 기념해 외래로 찾아와서 나에게 케이크를 선물해 주었다.

'아기들아, 선물을 해야 할 사람은 바로 나야. 잘 자라 주어 정말 고맙다.'

유산될까 걱정이에요

E   선생님, 피가 비쳐서 왔어요.

의사   피가 얼마나 났나요?

E   엄지손가락만 한 크기 정도로요.

의사   (그 정도면 굳이 새벽 3시에 응급실에 올 필요는 없는데…….) 배가 많이 아팠나요?

E   많이 아프진 않은 것 같은데, 아랫배가 살살 아픈 것 같기도 해요.

의사   일단 질 초음파를 봅시다. (초음파를 본 후 아기의 심박동이 정상임을 확인한다.) 현재 아기는 임신 7주로 주수에 맞게 잘 자리 잡아 가고 있습니다. 아기 심박동도 정상이고요. 집에 가서 안정하시면 됩니다.

E   피가 보이면 유산되는 거 아닌가요?

의사	아, 피가 났지만 지금 초음파에서 아기 심박동이 정상이니까 괜찮다는 이야기예요.
E	그럼 지금은 괜찮지만 유산이 될 수도 있다는 말씀이신가요?
의사	물론 질 출혈이 지속되면 유산의 확률이 증가되는 것은 맞습니다. 하지만 피가 난다고 무조건 유산이 되지는 않아요. (앞으로의 일은 아무도 모릅니다. 인생이 원래 그런 거지요.)
E	직장을 쉬어야 할까요?
의사	그럴 필요 없어요. 집에서 쉰다고 해서 유산을 막을 수 없다는 건 잘 알려진 의학적 사실입니다.
E	그래도 쉬는 게 좋겠지요?
의사	…….

의학적 지식

임신 초기의 질 출혈은 20~25%의 빈도로 매우 흔하게 일어난다. 임신 초기에 초음파를 통해 자궁 안에 피가 고인 증상이 발견되곤 하는데, 이것의 의학적 진단명은 융모아래혈종(subchorionic hematoma)*이며 약 18%에서 관찰되는 빈번한 일이다.[1] 임신 초기의 질

---

* '융모막하혈종'이라고도 한다.

출혈 자체는 흔하며, 중요한 것은 초음파에서 태아의 심박동이 잘 관찰되는지 여부다. 물론 질 출혈이 있다면 그렇지 않은 임신부에 비해 유산 확률이 약간 증가한다. 구체적인 수치를 제시한 연구(임신 초기 임신부 347명 대상)를 보면 질 출혈 증상이 없던 임신부는 유산 확률이 6.1~4.2%였던 반면, 질 출혈을 경험한 임신부는 12.4%가 유산했다.[2]

일반적으로 작은 크기의 융모아래혈종은 대부분 유산과 관계가 없다. 하지만 크기가 크다면 유산의 가능성이 높아진다. 혈종의 크기와 유산의 연관성에 대한 한 연구에 따르면 혈종의 크기가 작거나(임신낭 둘레의 3분의 1 미만) 또는 중간 크기(임신낭 둘레의 3분의 1에서 3분의 2 사이)일 때는 유산 확률이 증가하지 않았고, 혈종의 크기가 클(임신낭 둘레의 3분의 2 이상) 때만 유산율이 2.4배로 증가했다.[3]

임신 초기 질 출혈이 있는 경우, '절박유산(threatened abortion)'이라는 진단명을 붙이는데 이는 유산이 절박하게 일어난다는 뜻이 아니다. 의학적으로 임신 20주 이전에 질 출혈이 있으면 양이 적든 많든 간에 절박유산이라고 정의한다. 'threatened'를 우리말로 이 이상 번역할 단어가 마땅치 않아서 '절박'이라고 한 것뿐이다.

임신 초기 질 출혈의 원인은 다양한데, 자궁경부의 용종(polyp) 또는 탈락막* 반응에 의한 출혈일 수도 있고, 융모아래혈종으로 고인

---

*   임신 중에는 자궁내막이 특수하게 변화하는데, 임신 중의 자궁내막조직을 '탈락막'이라고 한다.

피가 흘러나왔을 수도 있다. 또한 원인을 명백히 알 수 없는 사례도 많은데 임신의 성립에는 혈관의 증식 및 침투 과정이 필연적으로 동반되기 때문에 이러한 상황에서 혈관이 일부 터져 출혈을 유발하기도 한다.

태초부터 인간의 생명은 자판기처럼 쉽게 탄생하지 않았는데 현대 의학에 대한 잘못된 신뢰로 한두 번의 유산에 좌절하는 사례가 흔하다. 자연유산이란 누구에게나 슬픈, 힘든 경험이다. 그러나 이는 대부분 확률적인 일일 뿐이다. 산부인과 전문의가 된 지 26년이 되었지만 지금도 진료실에서 "안타깝지만 유산되었습니다"라는 말을 전하기는 늘 힘들다.

꼼꼼하게 짚어 보는
Q&A

❶ 자연유산은 흔하게 일어나나요?

유산의 빈도는 전체 임신의 약 10~20%로 산과적 합병증 중에서 가장 흔합니다. 또한 자연유산의 80%는 임신 12주 이전에 발생합니다.

생물학적 관점에서 임신은 일종의 생명 현상으로, 하나의 개체가 만들어지기까지 수많은 유전적, 생물학적 장애물이 있습니다.

실제로 난자와 정자가 만나 형성된 수정란의 70%는 유산으로 끝납니다. 여기에는 초음파에서 임신낭이 관찰(임상적 임신)되기 이전에 유산되는 '생리적 유산' 50%가 포함됩니다. 생리적 유산은 소변으로 임신반응 검사를 하지 않았다면 임신을 했는 줄도 모른 채 생리로 알았을 임신입니다. 이처럼 유산은 매우 흔한 일입니다.

유산의 빈도는 산모 나이에 따라 증가하는데 20~30세에는 9~17%, 35세에는 20% 정도이나 이후 급격히 상승해 40세에는 40%로 높아지고 45세에는 85%에 이릅니다.[4] 시험관 임신의 유산 빈도도 자연 임신에서와 비슷합니다.

❷ 유산의 원인은 무엇인가요?

자연유산 원인의 50~60%는 태아의 심각한 염색체 이상에 기인한다는 사실은 의학적으로 이미 잘 알려져 있습니다. 이는 대부분 부부의 염색체 이상과는 무관합니다. 따라서 한 번의 자연유산으로는 원인에 대한 검사가 필요하지 않습니다.

❸ 누워 있거나 유산 방지 주사를 맞으면 유산을 막을 수 있나요?

질 출혈이 있을 때 흔히 절대 안정을 권하는데 누워 있는다고 해서 유산을 막을 수는 없다고 알려져 있습니다.[5]

지난 수십 년간 유산 방지를 위한 프로제스테론 질정 또는 주

사제 사용에 대한 많은 연구가 진행되었지만, 명백하게 효과가 있다는 증거는 아직도 부족합니다.[6]

최근 임신 초기에 질 출혈이 있는 경우와, 습관성 유산에서 '프로제스테론 질정'의 사용에 대해 각각 4,153명과 1,568명을 대상으로 한 영국을 중심으로 이루어진 대규모 무작위 이중 맹검, 위약 대조군 연구들(Randomized, Double-Blinded, Placebo-Controlled Trials)*에서도 전체적으로 '프로제스테론 질정' 사용군과 위약군 간에 생존아 출산율에 차이가 없었습니다.[7]

그러나 세부군에서는 한 번 이상의 유산력이 있으면서 질 출혈이 동반된 경우, 위약군에 비해 프로제스테론 질정 사용군에서 생존아 출산율이 70%에서 75%로 약간 증가했고(상대 위험도 1.09, 95% 신뢰구간 1.03~1.15), 세 번 이상의 유산력이 있는 경우는 생존아 출산율이 57%에서 72%로 15% 상승한 것으로 분석되었습니다(상대 위험도 1.28, 95% 신뢰구간 1.08~1.51). 따라서 최신 지견을 참고한다면 한 번 이상의 유산 경험이 있으면서 질 출혈이 동반되었다면 프로제스테론은 주사제가 아닌 질정 형태로 사용하는 것을 고려할 수 있습니다.[8]

---

* 약의 효과를 알아보기 위한 임상 연구의 한 방법이다. 위약군을 사용해 환자뿐만 아니라 치료하는 의사도 어느 군이 치료약이 투여된 군인지 모르게 수행하며, 근거의 수준이 매우 높다.

❹ 습관성 유산의 정의는 무엇인가요?

일반적으로 세 번(최근에는 두 번으로 정의하기도 한다) 연속으로 자연유산이 되면 습관성 유산으로 정의합니다. 다만 여성의 연령이 35세 이상이거나 부부가 난임을 겪고 어렵게 임신했다면, 초음파에서 임신낭이 확인된 후에 유산되었을 때 두 번의 유산으로도 습관성 유산에 대한 검사를 진행하기도 합니다.

❺ 유산 후 다음 임신의 성공률은 어떻게 되나요?

한 번의 자연유산을 하고 다음 임신을 했을 때 유산 확률이 더 증가하지는 않습니다. 그러나 두 번 연속 자연유산을 한 후의 세 번째 임신에서는 유산 확률이 증가하는데 이는 여성의 나이에 따라서 다릅니다. 자연유산 후 다음 임신의 성공률은 〈표 2〉와 같습니다.[9]

표2 자연유산 후 다음 임신의 성공률

(단위: %)

	25세	30세	35세	40세 이상
두 번 연속 자연유산 후 세 번째 임신의 성공률	89	84	77	65
세 번 연속 자연유산 후 네 번째 임신의 성공률	86	80	73	59
네 번 연속 자연유산 후 다섯 번째 임신의 성공률	82	76	68	53

❻ 습관성 유산의 원인에 대한 검사에는 어떠한 것이 있나요?

부부 염색체 검사와 자궁 기형 여부에 대한 초음파 검사, 기타 혈액 검사(항인지질항체증후군, 갑상선 기능, 당뇨, 고프로락틴혈증, 혈소판 검사 등)를 진행할 수 있는데, 검사를 통해 원인이 밝혀지기보다는 그렇지 않을 때가 더 많습니다. 그러나 원인 불명으로 밝혀지더라도 다음 임신의 성공률은 전체적으로 약 70%에 이릅니다.

> 바다는 파도가 오지 않도록 막거나 무리하지 않는다. 바꿀 수 없는 건 바꾸려 하지 않고, 다가오는 건 그대로 받아들인다.
>
> 로랑스 드빌레르 『모든 삶은 흐른다』 (피카)

| 내가 만난 임산부 이야기 |

유산을 대하는 자세

유산의 빈도가 전체 임신의 약 10~20%이고 특히 생리적 유산까지 포함하면 50%에 달한다는 점은 '유산'이 결국은 병적이라기보다는 오히려 생리적 과정에 가까움을 의미한다. 더군다나 초기 유산의 절반 이상이 태아의 치명적인 염색체 이상에 기인한다는 의학적 사실은 이러한 유산을 자연선택(natural selection)의 과정으로 이해해야 함을 시사한다. 그러나 유산을 대하는 부부의 모습은 천지 차이, 각양각색이다.

2011년부터 약 10년 동안 보던 산모가 있었다. 처음 만난 시기는 그녀가 20대 초반이었을 때다. 이후 10년 동안 총 일곱 번의 유산과 두 번의 만삭 분만, 한 번의 조산(29주)이 있었다. 첫 번째 만삭 분만 전까지 총 다섯 번의 유산을 거쳐야 했는데, 유산을 진단받고 부부는 실망하기는 했지만 좌절하지는 않았다. 첫째 아기를 자연분만으로 낳았을 때 남편은 분만장에서 해맑은 미소를 지으며 만세삼창을 외쳤다. 이후에도 또 유산이 되었지만 역시 좌절하지 않고 늘 밝은 얼굴이었다.

또 다른 임신부는 임신 10주에 자연유산을 했다. 첫 번째 임신이었다. 수술 후 부부는 다음 임신에 대한 걱정으로 얼굴에 불안이 가득했다. 확률적인 일이라고 설명해도 안심을 하지 않았다. 하지만 임신은 통과해야 할 시험이 아니다. 받아들여야 하는 과정일 뿐이다.

한여름에 장마가 시작되었다. 우산이 없어서 장맛비를 쫄딱 맞게 되었다. 그러나 장맛비는 지나간다. 비 맞는 일은 힘들지만, 장마가 끝나고 맑게 갠 하늘을 보면 그 파란 하늘이 고마워진다. 유산을 겪은 부부에게 아기는 긴 장마가 끝난 후 보는 맑은 하늘처럼 청량하고 고귀하게 다가올 것이다.

근종이 있어요

미혼의 N은 건강검진에서 5cm 근종이 있다는 이야기를 들었다. 근종은 암이 아니라고 하지만 몸에 혹이 있다니 왠지 불안하다. 처음 근종을 진단받은 병원에서는 수술을 해야 한다고 했고, 다른 병원에서는 지켜봐도 된다고 했다. 인터넷을 찾아보니 비수술적인 치료도 있다고 하는데, 정보가 너무 많아서 혼란스럽다. 혹시 추후에 임신에 방해가 되지는 않을지 걱정된다.

G는 2년 전, 한 병원에서 근종 수술을 받았고 이후 자연 임신을 했다. 수술 시 근종 여러 개를 제거했는데 가장 큰 것은 8cm였다. 당시 향후 임신에서 제왕절개수술을 해야 한다는 이야기는 들었다. 분만 병원에서는 근종을 여러 개 제거했다고 하니 뱃속에 유착이 심할 수 있으므로 대학 병원에서 수술을 받으라고 했다. 대학 병원에서는 드물지만 자궁파열이 발생하기도 하니 주의해야 한다는 설명을 들었

고 겁이 났다. 도대체 무엇을 주의해야 하는 걸까?

의학적 지식

자궁근종은 여성의 20~25%에서 나타날 정도로 매우 흔하며, 가임기 여성의 누적 발생률은 70%까지 높다.[1] 근종은 일반적으로 발생 부위에 따라 자궁내막에 위치하는 점막하근종(submucosal myoma)과 자궁근육층 사이에 있는 벽내근종(intramural myoma), 자궁외측으로 불룩하게 나오는 장막하근종(subsersal myoma)으로 구분된다. 근종의 증상으로는 생리량 증가와 심한 생리통이 있는데 크기와 위치에 따라 다양하며 특별한 증상이 없는 경우도 많다.

근종은 양성 질환으로 근종에서 발생하는 암의 빈도*는 극히 드물다.[2] 특히 근종과 관련이 있는 암인 평활근육종(leimyosarcom)의 평균 발병 연령은 미국에서 54세,[3] 국내 연구에서는 48.4세[4]로 알려졌기에 실제로 가임기 여성에서 근종은 암과의 연관성이 매우 낮다. 근종이 여러 개 있는 다발성 근종은 암과의 연관성이 더욱 낮은데,[5] 수술 후 재발하는 사례는 더 흔하다.[6]

우리나라 여성의 결혼과 출산 연령이 높아지면서 근종이 있는 상태에서 임신을 하거나 근종 수술 후 임신하게 되는 일이 많아진 만큼 이와 관련한 주의점을 잘 아는 것이 중요하다. 근종 수술력이 있

---

*   1,000건의 근종 수술 중 0.12건에서 0.51건 정도로 보고된다.

표 3 근종 및 근종 수술에 따른 임신 합병증의 발생 빈도

(단위: %)

	근종이 없는 군 (74만 675명)	근종이 있는 군	
		비수술군 (3만 8,402명)	수술군 (9,890명)
제왕절개수술	38.74	45.69	85.41
산후출혈	9.79	10.28	10.18
전치태반	1.26	2.21	2.92
태반조기박리	0.37	0.44	0.40
조산*	2.68	4.01	4.92
자궁파열	0.01	0.03	0.22

는 여성은 임신 중 중등도의 고위험 임신부로 분류된다. 이유는 임신 기간에 자궁이 커지면서 드물지만 자궁파열이 합병증으로 발생할 수 있기 때문이다. 따라서 근종 수술을 받은 적이 있다면 이러한 사실을 반드시 알고 있어야 하며, 임신 전 수술 또한 신중한 결정이 필요하다.

우리나라의 국민건강보험 데이터를 이용한 대규모 연구(2014년부터 2015년까지 2년 동안 첫째를 출산한 산모 총 78만 8,967명 대상)에

*   출생아 영유아 검진 결과가 있던 53만 4,259명을 대상으로 분석했다.

따르면 〈표 3〉에서 보는 바와 같이 근종이 있는 군은 근종이 없는 군에 비해 산후출혈 및 전치태반의 위험도가 증가했다.[7] 그러나 근종이 있는 군 안에서 수술군은 비수술군에 비해 산후출혈 및 전치태반의 위험도가 감소하지 않았고, 임산부와 태아에게 치명적인 자궁파열의 빈도가 약 7배나 증가했다.[8] 이러한 국가 데이터 연구 결과는 향후 임신 계획이 있는 여성에서 근종 수술이 매우 신중하게 이루어져야 함을 시사한다.

꼼꼼하게 짚어 보는
Q&A

❶ 근종은 왜 생기는 건가요?

근종이 생기는 원인은 정확히 밝혀지지 않았지만 호르몬, 유전, 성장인자 등이 관여할 것으로 알려져 있습니다.

❷ 어떤 경우 수술해야 하나요?

근종은 치료가 필요할 만큼의 증상이 발생하는 사례가 25%에 불과합니다.[9] 근종으로 생리량이 많아지거나 생리통이 매우 심해 약물로 조절되지 않거나 근종이 급격하게 커질 때 수술적 치료를 고려합니다.

❸ 근종이 있으면 임신이 어려운가요?

대부분의 근종은 임신을 방해하지 않습니다.[10] 점막하근종을 제외하고는 가임력에 영향을 끼친다는 명백한 증거가 없으므로 수술보다는 임신 시도를 먼저 하기를 권합니다.[11] 다만 자궁내막 쪽에 생긴 점막하근종은 임신을 방해할 수 있어 자궁경 수술로 제거하는 것이 좋습니다.[12]

미국생식의학회 지침에서도 벽내근종과 장막하근종 자체는 임신율을 감소시키지 않는다고 명시하고 있습니다.[13] 미국산부인과학회와 캐나다산부인과학회 지침에 따르면 근종에 대한 수술적 치료는 난임 환자가 시험관 임신에 여러 번 실패했을 때로 제한하여 권고하고 있습니다.[14]

❹ 근종은 자연유산을 증가시키나요?

점막하근종을 제외한 일반적인 근종, 즉 벽내근종과 장막하근종은 자연유산의 빈도를 증가시키지 않습니다.[15]

외국의 대규모 연구(총 2만 1,829명 대상)에서도 근종은 자연유산의 빈도를 높이지 않는 것으로 분석되었습니다(상대 위험도 0.83, 95% 신뢰구간 0.68~0.98).[16] 약 13년에 걸쳐 이루어진 미국의 한 역학 연구에서도 근종의 개수와 크기는 유산율과 관계가 없었습니다.[17]

❺ 근종이 임신에 미치는 영향에는 무엇이 있나요?

임신 중 근종 크기는 커질 수도, 작아질 수도, 변화가 없을 수도 있습니다. 임신 기간에 근종이 '2차 변성'을 거치며 통증이 발생하는 비율은 약 5%이며, 이는 일시적인 것으로 대부분 진통제로 조절이 가능하고 자연 소실됩니다.[18] 근종이 동반된 임신은 조기자궁수축, 태아 위치 이상, 산후출혈 증가와 연관될 수 있지만, 이는 근종의 위치와 크기에 따라서 매우 다양합니다.

출산 후에는 근종 크기가 감소할 수 있으며,[19] 삼성서울병원에서 분만한 근종이 동반된 임산부 349명을 대상으로 한 연구에 따르면 대부분 출산 후 근종 크기가 감소했고 평균 감소율(± 표준편차)은 45.1(± 3.0)%, 즉 절반 이하로 감소하는 경우가 많았습니다.[20]

❻ 근종이 있으면 자연분만하기 힘든가요?

근종이 산도*를 막았다면 제왕절개수술을 하지만 그렇지 않으면 자연분만을 시도할 수 있습니다. 또한 개복 혹은 복강경 수술이 아닌 자궁경으로 점막하근종절제술을 받았다면 일반적으로 자궁근육층을 침범하지 않기 때문에 자연분만 시도가 가능합니다.

❼ 근종 수술을 받았다면 임신 시 무엇을 주의해야 할까요?

임신 전 근종 수술을 받은 경우, 향후 임신에서 발생할 수 있는

---

* 자연분만 시 태아가 내려오는 길을 말한다.

자궁파열 위험도는 약 0.75%로 보고되었습니다.[21] 따라서 근종 수술 후 드물지만 자궁파열이 합병증으로 생길 수 있음을 알아야 합니다.

국가 자료를 이용해 자궁파열의 사례를 분석한 일본의 연구(총 24명)에 따르면 근종 수술 후 자궁파열된 증례들의 평균 파열 주수는 약 32주였습니다.[22] 이렇듯 근종 수술 후 자궁파열은 진통 전에 나타날 수 있기에 임신 중 갑작스러운 복통 또는 태동 감소가 발생했다면 바로 병원에 방문해야 합니다.

또한 근종 수술 후 1년 이내에 분만할 때 자궁파열의 위험도가 가장 높으므로[23] 수술 후 임신 시도는 적어도 1년 이후에 하는 것이 바람직합니다.

❽ 근종 수술을 받았다면 언제, 어떻게 분만해야 하나요?

미국산부인과학회에서는 (제왕절개수술의 적응증이 되는) 근종 수술의 과거력이 있는 임신부라면 37주 0일에서 38주 6일 사이에 제왕절개수술을 시행할 것을 권장한 바 있습니다.[24]

❾ 제왕절개수술을 하면서 근종을 같이 제거할 수 있나요?

제왕절개수술 시 근종제거술은 일반적으로 권장되지 않는데[25] 그 이유는 출혈량이 상당할 수 있고 출산 후 근종의 크기가 저절로 감소할 가능성이 있기 때문입니다.

그림 2   자궁근종이 있던 산모의 출산 후 근종 크기 변화

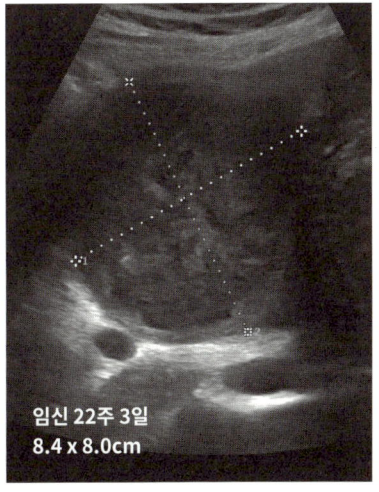 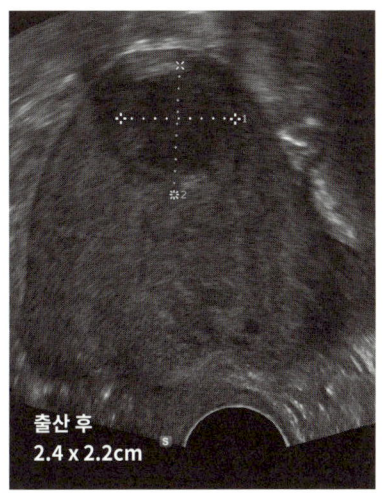

(좌)   임신 22주 3일에 근종의 크기가 8.4 x 8.0cm로 측정되었다.
(우)   출산 후 39일째 시행한 초음파에서 근종 크기가 2.4 x 2.2cm로 감소했다.

지나친 걱정과 근심은 잘못된 상상의 결과이다.

야나 카프리, 차란 디아즈 『나의 내일은 긍정으로 시작한다』 (추수밭)

내가 만난 임산부 이야기

근종의 치료는 출산!

서른일곱의 그녀는 근종이 크다고 큰 병원에서 출산할 것을

권유받고 임신 27주에 내원했다. 초음파 검사에서 근종의 크기는 13.4×7.4cm. 가끔 근종이 있는 부위의 통증을 느꼈어도 심하지는 않았다. 임신성 당뇨가 있었지만 조절이 잘 되었고 골반 크기도 괜찮아서 자연분만을 시도해 보기로 했다.

그녀는 임신 39주 5일에 자연스럽게 진통이 시작되어 3.2kg의 튼튼한 아기를 출산했다. 근종이 컸지만 산도를 막고 있지 않아 자연분만이 가능했다. 출산 후 두 달이 지나자 근종의 크기는 약 7.3×6.7cm로 감소했다.

2년 후 그녀는 둘째를 자연 임신해 임신 10주에 내원했다. 두 번째 임신 중 근종 크기가 다시 증가해 임신 32주에 약 10.9×7.0cm가 되었다. 다행히 근종으로 인한 증상은 없었으나 임신 38주에 혈압이 높아져 유도분만을 했고 결과적으로 자연분만으로 3.0kg의 건강한 아기를 순산했다. 출산 후 2개월 차 근종의 크기는 6.7×4.7cm로, 첫째를 임신할 당시의 크기에 비하면 절반, 부피로 생각하면 3분의 1로 감소했다. 두 아이를 자연분만으로 출산한 그녀에게 나는 마지막 외래 진료에서 말했다.

"근종의 치료는 출산이에요."

이제 마흔이 넘은 그녀의 근종은 폐경이 가까워지면서 자연스럽게 줄어들 것이다.

영혼까지 담아낸 수술

수술을 많이 하면 할수록 어려운 수술을 만나게 되는 이유는 무엇일까? 그녀는 몇 년 전 10개가 넘는 근종을 제거해 뱃속에 유착이 심할 것으로 예견되었다. 집도를 시작했다. 피부와 피하지방층을 만나고 근막을 지나가면서 복강 내 유착이 심상치 않음을 알아차렸다. 가볍게 들려야 하는 복막은 박스에 들러붙은 테이프처럼 떨어질 생각을 하지 않았다. 이제 유착과의 전쟁이 시작되었다.

아기를 꺼내기 위해서 복강 내로 들어갈 때 열어야 하는 복막은 자궁벽과 단단하게 붙어 있었다. 유착이 너무 심해 수술 시야 확보가 어려웠다. 간신히 유착을 박리하고 겨우 자궁의 겉면을 보게 되었을 때 설상가상으로 태아의 위치마저 도와주지 않았다. 분명 3일 전까지 머리가 아래를 향하고 있었는데 절개해야 할 자궁에 태아의 손으로 생각되는 부분이 만져졌다(머리가 아래로 있다면 자궁을 절개하는 부분에서 머리가 만져지는 것이 보통이다). 아기는 옆으로 누워 있는 횡아(transverse lie)에 해당했다. 게다가 아기는 컸고, 산모의 복벽은 두꺼웠다.

자궁을 절개하니 아기의 팔이 나왔다. 횡아는 팔이 먼저 나오게 되어 아기를 꺼낼 수 없다. 머리 또는 다리나 엉덩이가 먼저 나와야 한다. 팔을 자궁 안으로 다시 집어넣으려고 했지만 전혀 들어가려 하지 않았다. 횡아 중에서도 등이 아래(방광 쪽)를 향한 아기는 꺼내기 힘든 수술로 악명 높다. 자궁에 넣은 손에 발이 잡히지 않고 아기의 등만 만져지기 때문이다. 머리를 찾아서 태아의 축을 회전시키려면 적어도 아기의 팔이 다시 자궁 안으로 들어가 주어야 한다. 그러나 아기의 팔은 그럴 생각이 없었다.

이런 어려운 수술에서 가장 주의할 점은 아기를 꺼내면서 아기 뼈에 골절이 생기지 않도록 하는 것과 아기의 목이 뒤로 젖히지 않게 하는 것이다. 즉, 아기에게 무리한 힘을 가하지 않도록 해야 한다. 이러한 중대 합병증을 피하기 위해서는 수술 시야를 더 확보하는 수밖에 없었다. 나는 자궁을 세로로 더 절개하고* 단단한 복벽의 근층도 일부 잘랐으며 피부 절개 부위까지도 연장하고 나서야 겨우 아기를 다치지 않게 자궁에서 꺼낼 수 있었다. 다행히 아기는 세상에 나와 씩씩한 울음을 터뜨렸다.

---

*　제왕절개수술 시 일반적으로 자궁을 가로로 절개하고 아기를 꺼내는데, 횡아처럼 아기의 만출이 쉽지 않을 때는 추가적으로 세로로 자궁을 절개하며 이를 역T 절개라고 한다.

두 번째 당부:
태아 이상에
대처하는 자세

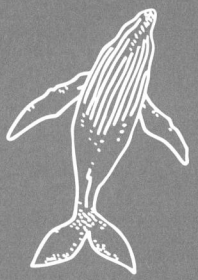

다운증후군 검사에서 고위험이 나왔어요

P는 다운증후군* 선별 검사로 통합 선별 검사를 선택했다. 나이가 많은 편이 아니라 괜찮지 않을까 막연하게 생각했는데 병원에서 고위험군으로 나왔다는 전화를 받았다. 하늘이 무너지는 것 같았다. 아기가 정말 다운증후군일 확률은 어느 정도일까? 꼭 양수 검사를 해야 하는지, 양수 검사에 따른 위험성은 없는지 궁금하고 걱정된다. 가족이나 친척 중에 다운증후군도 없고 건강에 특별한 이상도 없는데 왜 이런 결과가 나왔을까?

---

* 다운증후군은 1866년 이 질환을 처음으로 기술한 영국 의사 존 랭던 다운(John Langdon Down)의 이름을 따 명명되었기에 원칙적으로 다운증후군의 D는 대문자로 써야 한다.

의학적 지식

다운증후군은 염색체 이상 중에 가장 흔하며 빈도는 출생아 약 700~800명 중 1명 정도다. 미국 자료에 따르면 2004년부터 2006년까지 생존아 1만 명 중 13.5명의 다운증후군 신생아가 태어났다.[1] 또한 다운증후군재단에 의하면 미국에서 매년 6,000명의 다운증후군 신생아가 출생한다고 한다.[2] 우리나라의 다운증후군 유병률은 2007년부터 2016년까지 1만 명의 생존아 중 약 5.03명이었고, 매년 약 200~277명의 다운증후군 신생아가 출생했다.[3]

다운증후군을 가진 성인의 평균 수명은 현저히 높아져 60세 정도에 이른다.[4] 다운증후군에서의 지능 저하에 관한 연구들도 꾸준히 이루어지고 있다. 1990년 미국의 잭슨연구소에서 다운증후군에 대한 마우스 모델인 Ts65Dn 마우스가 개발된 이후,[5] 2010년부터는 이 모델을 이용해 여러 약물[콜린(choline), 알파 토코페롤(α-tocopherol), 플루옥세틴(fluoxetine)]이 뇌세포 기능 향상에 미치는 영향에 관한 연구들이 활발히 진행되었다.[6] 이 중 일부는 학습과 기억 결손에 개선 효과를 보였다.[7] 다운증후군의 기대 수명 향상에 따라 치매 예방 연구도 진행되었는데 이미 알츠하이머 환자에게 어느 정도 효과가 있다고 알려진 도네페질(Donepezil), 메만틴(Memantine) 등이 주로 사용되었다.[8] 최근에는 다운증후군에서 알츠하이머 치매 예방 백신 투여에 대한 임상 연구가 진행 중이다.[9] 또한 규칙적인 운동이 다운증후군의 인지 기능에 긍정적 영향을 끼친다

는 연구들이 발표되었다.[10]

꼼꼼하게 짚어 보는
Q&A

❶ 임신부의 나이에 따른 다운증후군의 위험도는 어떻게 되나요?

다운증후군의 위험도는 임신부의 나이에 따라 점진적으로 증가합니다. 임신부가 35세일 때 위험도는 출생아 기준 약 350분의 1이고, 40세는 약 100분의 1, 44세는 약 30분의 1입니다.

❷ 통합 선별 검사와 NIPT 검사의 장단점은 무엇인가요?

다운증후군에 대한 산전 검사는 크게 선별 검사와 확진 검사로 나누어집니다. 선별 검사는 위험도가 높은지 낮은지를, 확진 검사는 실제로 다운증후군인지 아닌지를 알아보는 검사입니다.

통합 선별 검사와 NIPT 검사는 모두 확진 검사가 아니라 선별 검사, 즉 위험도를 알아보는 검사라는 점에서 동일합니다. 통합 선별 검사는 임신 11~14주 사이에 1차 혈액 검사를 하고 16~18주에 2차 검사를 해 다운증후군의 위험도를 평가하는데, 신경관결손증에 대한 혈액 검사(알파태아단백 검사)를 포함하는 장점이 있습니다.

NIPT 검사는 조금 더 촘촘한 체를 가진 선별 검사로, 이른 시기(임신 10주 이후)에 검사를 할 수 있습니다. 그러나 검사 비용이 비싸고, 간혹 임신부 혈액 내의 태아 DNA양이 적어 분석이 불가한 경우가 약 2~4% 된다는 단점이 있습니다. 또한 임신부의 체질량 지수가 높으면 분석에 어려움을 겪을 확률이 증가합니다.[11]

❸ 통합 선별 검사에서 다운증후군 고위험군이라고 나왔을 때, 실제로 아기에게 다운증후군이 있을 확률은 얼마나 되나요?

통합 선별 검사에서 고위험군과 저위험군을 나누는 기준은 약 270분의 1입니다. 따라서 검사 결과가 100분의 1로 나왔다면 고위험군으로, 400분의 1로 나왔다면 저위험군으로 분류되는 것입니다. 통합 선별 검사에서 결과가 100분의 1로 나와 고위험군으로 분류되었다면 태아가 다운증후군을 가지고 있을 확률은 1%입니다. 전체적으로 양수 검사를 필요로 하는 경우의 약 5%에서 다운증후군으로 확진되는 것으로 알려져 있습니다.

❹ NIPT 검사에서 다운증후군 고위험군이라고 나왔을 때, 실제로 아기에게 다운증후군이 있을 확률은 얼마나 되나요?

임신부의 나이에 따라서 달라지며, 30세는 61%, 35세는 79%, 40세는 93%입니다.

❺ 양수 검사의 위험도는 어떻게 되나요?

양수 검사 후 1~2%에게서 양수가 일시적으로 새는 증상이 발생할 수 있습니다.[12] 최근 연구에 따르면 일반적으로 양수 검사의 시술 자체와 관련된 태아의 위험도는 약 0.3%로 알려졌습니다.[13]

❻ 첫째가 다운증후군이 있는데 부모의 염색체 검사가 필요한가요?

전체 다운증후군의 95%를 차지하는, 21번 염색체가 3개인 21세염색체증은 부모의 염색체 검사가 필요하지 않고 재발률 또한 산모의 나이에 따른 일반적 빈도보다 증가하지 않습니다. 다운증후군의 나머지 3~4%를 차지하는 불균형 전좌(unbalanced translocation)에 의한 다운증후군이라면 부모의 염색체 검사가 권장됩니다.[14]

이탈리아에 가지 못한 것을 계속 슬퍼만 하면, 매우 특별하고 사랑스러운 것을 마음껏 즐길 수 없습니다. 아름다운 네덜란드 말이에요.

에밀리 킹슬리 「네덜란드에 온 것을 환영해」

> 내가 만난 임산부 이야기

노을이네 부부의 영상 편지

　우연한 기회에 EBS 시사 교양 프로그램 〈명의〉를 찍게 되었다. 3주간의 긴 촬영이었다. 산과적 고위험의 중요한 부분인 태아의 이상 가운데 심장 기형에 관한 내용이 이 프로그램에 담기면 좋겠다고 생각했다. 그래서 팔로 4징(tetralogy of Fallot)이라는 심장병으로 수술을 받은 노을이 사례를 제작진에게 소개했다. 노을이는 다운증후군을 가지고 태어난 아기였다.

　제작진은 제주도로 가서 노을이네 가족을 인터뷰하고 심장 수술을 받은 노을이의 모습을 담아 오고 싶어 했다. 나는 노을이 엄마에게 연락을 했고 그녀는 부끄러워하면서도 감사히 인터뷰를 승낙해 주었다. 세 명의 오빠들 사이에서 귀여움을 독차지하고 있을 노을이의 모습은 선천성 심장병뿐만 아니라 다운증후군에 대한 걱정과 편견을 줄이는 데 도움이 되리라고 생각했다.

　촬영의 마지막 날 인터뷰는 4시간이 넘게 진행되었다. 집중되는 카메라와 조명 속에서 2시간을 떠들고 나니 목소리가 갈라지고 갈증이 났다. 약 10분간의 쉬는 시간이 생겼다. 인터뷰를 재개하기 전, 김PD는 나에게 태블릿을 건네며 이걸 한번 보라고 했다.

　놀랍게도 그 안에는 노을이 엄마, 아빠가 보낸 영상 편지가 담겨 있었다. 영상을 보면서 눈시울이 뜨거워졌다. 영상이 끝날 무렵에는 눈물샘이 폭발했고 오열했다. 꺼이꺼이 울면서 노을이 엄마가 진료실에 처음 온 날, 그리고 노을이의 얼굴이 내가 최은경, 박주형 교수와 함께 쓴 『아름, 다운 증후군』(꿈꿀자유)의 표지에 실리기까지의 과정을 제작진에게 설명했다. 인터뷰 중간에 대성통곡을 하니 눈 화장은 번지고 얼굴은 얼룩져 제작진들 앞에서 부끄러운 노릇이었지만 그 순간을 주체할 수가 없었다.

노을이 부모의 영상 편지는 정년퇴임을 할 때까지, 아니 죽을 때까지 간직하고 싶은 소중한 선물이었다. 그녀의 영상 편지 내용을 여기에 한 자, 한 자 꼭꼭 눌러 담고 싶다.

처음 만났을 때 따뜻하게 맞아 주셔서 감사합니다. 노을이를 안타까운 존재가 아니라 생명 그 자체로 귀하게 대해 주셔서 감사합니다. 저에게 도움이 될 만한 많은 자료도 보내 주시고, 진료 이후에 그저 그렇게 끝날 수도 있는 관계들임에도 끊임없이 관심 가져 주시고 도와주셔서 감사합니다.

〈명의〉에 나온 노을이의 모습은 2024년 5월 KBS 〈인간극장〉에도 자세히 담겼다.

몇 년 전 진료실에서 만난 한 다운증후군을 가진 태아와 그 가족과의 인연은 이렇게 꼬리에 꼬리를 물면서 아름다운 노을처럼 번져 갔다. 노을이와의 인연을 생각하면서 나는 헤르만 헤세의 『데미

안』(꿈결) 속 구절이 떠올랐다.

하지만 그런 우연이란 존재하지 않는다는 것을 안다. 어떤 것을 간절히 필요로 하는 사람이 필요한 것을 발견한다면, 그것을 가져다준 것은 우연이 아니라 자신이다.

태아의 심장병이 의심된대요

C는 임신 21주에 정밀 초음파를 보다가 태아의 심장병이 의심된다는 이야기를 들었다. 진단명은 팔로 4징이라고 했다. 검색해 보니 태어난 후 수술을 받으면 괜찮다는 후기가 많은 듯했다. 그런데 아기에게 염색체 이상이 동반될 수 있다는 내용을 보자 덜컥 겁이 났다. 심장병으로 수술받은 아기는 나중에 허약하게 자란다고 하던데 걱정된다. 임신 전부터 엽산도 잘 챙겨 먹었고 임신 초기에 감기약 하나 잘못 먹지 않았는데 아기에게 왜 심장병이 생긴 걸까? 더군다나 가족 중에 심장병 있는 사람이 없는데 왜 아기에게 심장병이 생겼을까?

의학적 지식

모든 생명이 모든 장기를 정상적인 모양으로 갖추고 태어나면 좋겠지만, 개체가 만들어지는 과정에서는 확률적으로 반드시 나타나는 일들이 있으며 우리 인간도 예외가 아니다. 실제로 태어나는 아기의 2~3%는 주된(major) 기형이 있고 부수적인(minor) 기형(손가락 또는 발가락이 한 개 더 있는 다지증과 같은)까지 합치면 전체의 4~5%의 빈도로 빈번하다. '기형'이라는 단어가 주는 부정적인 어감 때문인지 임신부와 가족들은 태아에게 기형이 진단되는 순간 좌절에 빠지곤 한다. 그런 관점에서 '기형'보다는 '구조적 이상'이라는 표현을 쓰는 것이 좋겠다.

태아의 이상에는 다운증후군, 에드워드증후군*과 같은 염색체 이상, 팔로 4징과 같은 선천성 심장 기형, 위장계 이상, 콩팥 이상, 근골격계 이상, 구순구개열 등이 있다. 사실 배아 또는 태아가 만들어지는 과정에서 구조적 이상은 확률적으로 발생할 수밖에 없다. 왜 그런지 물어봤자 소용없다. 네잎 클로버가 왜 생기는지 대답할 수 없는 것과 비슷하다.

의사 입장에서 가장 상담하기 어려운 태아의 이상은 중추신경계, 즉 뇌의 이상이다. 심장병과 같은 모양 또는 구조적 이상은 대부분 출생 후 수술적 교정이 가능하다. 그러나 뇌의 구조적 이상은 대개 수술이 불가하고 여러 원인으로 발생하기 때문에 예후도 정상부터 심한 발달지연까지 다양하며 예측조차 어렵다.

---

*   2개여야 할 18번 염색체가 3개가 되어 발생한다.

팔로 4징은 선천성 심장병의 약 7~10%를 차지하는 비교적 흔한 질환이다. 2018년 한국심장재단에서 발표한 선천성 심장병에 대한 보고서에 따르면 2000~2014년까지 우리나라에서 선천성 심장병 수술을 받은 6,599명 가운데 팔로 4징은 679명으로 전체의 10.3%를 차지했다.[1] 가장 흔한 심장병은 심실중격결손증이었고 이는 1,809건으로 27.4%에 해당했다.[2]

팔로 4징에는 폐동맥 협착, 심실중격결손증, 대동맥 기승, 우심실 비대 등 네 가지 특징이 있어 4징으로 불리지만, 태아기에는 우심실 비대가 잘 나타나지 않는다. 팔로 4징의 가장 핵심적인 이상은 폐동맥 협착과 심실중격결손증이다. 폐동맥 협착은 정도가 다양한데, 심할수록 출생했을 때부터 청색증이 나타나고, 경하면 생후 3~6개월 정도에 증상을 보인다.

의학의 발전으로 팔로 4징을 비롯한 선천성 심장 이상에 대한 수술은 최근 수십 년간 급속도로 발전했다. 2013년 외국의 보고에 따르면 2000년 이후 수술받은 팔로 4징에서 생존율은 98%였다.[3] 우리나라에서 2000~2014년까지 팔로 4징으로 수술받은 679명 가운데 사망한 환자는 37명(5.4%)이었고, 조기 사망(병원 내 사망, 수술 후 30일 이내의 사망)이 31명(4.6%), 만기 사망이 6명(0.9%)이었다.[4] 삼성서울병원 심장외과 박일근 교수가 제공한 자료에 따르면 본원에서 약 30년(1994~2024년) 동안 팔로 4징으로 완전 교정술을 받은 환자 563명 중 사망한 환자는 10명(1.8%)이었고, 조기 사망이 6명

(1.1%), 만기 사망이 4명(0.7%)이었다.*

꼼꼼하게 짚어 보는
Q&A

❶ 태아에게 심장병이 있는 경우가 흔한가요?

선천성 심장병의 빈도는 1,000명 중 8명으로, 출생아 약 100명 중 1명에게서 비교적 흔하게 발생합니다. 산모와 남편에게 100명의 친구가 있다면 그중 1명은 선천성 심장병이 있다고 생각하면 됩니다. 물론 수술을 필요로 하기도, 그렇지 않기도 합니다.

태아에게 심장병이 흔하게 발생하냐는 질문을 받는 일은 드물지만, 저는 외래에서 이 말을 가장 먼저 합니다. 빈도를 먼저 이야기하는 이유는 '태아의 심장병이 진단되는 상황'이 그리 드문 일이 아님을 알려 주는 것만으로도 부부의 긴장도를 낮추고 슬픔을 줄일 수 있다고 믿기 때문입니다.

❷ 수술은 몇 번, 언제 하나요? 수술 후 입원 기간은 어느 정도 될까요?

전형적인 팔로 4징은 한 번 수술합니다. 수술 시기는 폐동맥

---

* 폐동맥 폐쇄와 같은 심한 팔로 4징도 포함되었다.

협착의 정도에 따라 다른데, 심하면 3개월 이내에 수술합니다. 지나친 폐동맥 협착으로 신생아기부터 청색증이 나타날 때에는 조기에 교정 수술을 하거나 1차 치료를 한 뒤 나중에 교정 수술을 하기도 합니다.

폐동맥 협착이 심하지 않다면 일반적으로 생후 3~6개월 사이에 교정 수술을 합니다. 출생 후 며칠간 신생아중환자실에 입원해 경과 관찰을 받다가 퇴원하고 추후 소아 심장과의 추적 관찰을 받으면서 수술 시기를 결정합니다. 만약 치료 시기를 기다리는 도중에 아이가 울고 보채면서 청색증 발작이 나타난다면 평균보다 일찍 교정 수술을 해야 합니다. 폐동맥 협착이 경미하다면 청색증이 나타나지 않습니다. 그러나 오히려 폐로 가는 혈류가 증가해 심부전 양상을 보이기도 하는데 심부전이 뚜렷하고 증상이 지속되면 조기에 교정 수술을 시행합니다.[5]

수술 후 입원 기간은 아기의 상태에 따라 다를 수 있지만 2018년 한국심장재단에서 발표한 선천성 심장병에 대한 보고서에 따르면 팔로 4징 수술의 평균 재원 기간은 14.9(± 15.7)일이었습니다.[6]

❸ 양수 검사를 해야 하나요?

일반적으로 선천성 심장 이상이 산전 진단되었을 때 염색체 이상이 동반될 확률은 30%로 알려져 있습니다. 그러나 이는 2007년에 발표된 논문으로 1998년부터 2005년까지 산전에 진단된 팔로 4징 129명을 대상으로 한 연구입니다.[7] 최근 20여 년 동안 염색체 이상의 산전 진단 부분이 비약적으로 발전했습니다. 제가 산부인과 전공의 수련 과정을 거친 1996~1999년에는 목덜미 투명대 검사도, 중기 정밀 초음파 검사의 개념도 없었습니다. 그러나 이제는 목덜미 투명대 검사, NIPT 검사, 통합 선별 검사 등을 통해 임신 20주 이전에 태아의 염색체 이상을 미리 의심하거나 진단하는 일이 상당히 많습니다. 정밀 초음파 검사를 통해 태아의 심장에 대한 자세한 평가를 하기 이전에 이미 상당수의 염색체 이상이 걸러진다는 것입니다.

따라서 2007년부터 2013년에 진행된 연구에서는 임신 1삼분기*에 선별 검사를 마치고 임신 2삼분기에 선천성 심장병이 진단된 경우, 염색체 이상의 동반 확률이 16.6%로 과거에 비해 상대적으로 낮게 보고되었습니다.[8] 덴마크에서 2008년부터 2018년까지 출생한 주요 선천성 심장병을 가진 환아 1,449명을 대상으로 한 대규모 연구에 따르면 임신 1삼분기 및 2삼분기 선별 검사를 마친 후 선천성 심장병이 산전 진단되었을 때 염색체 이상이 동반될 확률은 전체 심장병 중에서는 12.9%였고, 팔로 4징은 16.5%였습니다.[9]

산전에 태아에 대한 심장병이 진단되있을 때 양수 검사를 시

---

* 임신 기간은 크게 1삼분기(14주 이전), 2삼분기(14~28주), 3삼분기(29주 이후)로 나뉜다.

행할지 말지 최종적인 선택은 부부의 몫입니다. 다만 아기에게 염색체 이상이 동반되어 있다는 사실을 알게 된다면 어떻게 할지 충분히 상의한 다음 양수 검사를 받는 것이 바람직합니다. 정밀 초음파에서 태아의 심장병이 발견된 후 양수 검사를 시행해 모든 결과가 나오게 되는 임신 주수는 대부분 태아의 생존 능력(fetal viability)*이 시작되는 주수를 넘게 됩니다.

이런 관점에서 양수 검사를 시행하는 주된 목적은 태아에게 염색체 이상이 동반되어 있는지를 산전에 알기 위함이 큽니다. 염색체 이상 유무를 아기가 태어난 후 알아도 되겠다고 부부가 판단하면(특히 다른 장기에는 이상이 없다면) 양수 검사를 하지 않을 수 있으며 반대로 염색체 이상의 동반 유무를 산전에 알고 싶다면 검사를 선택하면 됩니다.

❹ 미세 결실에 대한 검사를 해야 하나요?

미세 결실이란 통상적인 염색체 검사에서는 정상 소견을 보이지만 유전체상에서는 염색체의 작은 부분에 결실이 있는 경우를 말합니다. 심장병은 종류에 따라서 염색체 이상 및 미세 결실이 동반될 확률이 다릅니다. 예를 들어 대혈관전위 같은 선천성 심장병은 염

---

* 아기가 출생 시 생존할 수 있는 주수를 말한다. 일반적으로 임신 23~24주 사이에 시작되나, 최근에는 신생아중환자실 치료의 비약적 발전으로 점차 앞당겨지고 있다.

색체 이상과의 관련성이 낮습니다. 반면 팔로 4징은 디조지증후군 (DiGeorge syndrome)이라고 하는 22번 염색체의 미세 결실과 관련이 있는데, 이 미세 결실이 동반될 확률은 약 15~20%입니다. 따라서 태아에게 팔로 4징이 진단되었고 산전에 양수 검사를 계획하고 있다면 염색체 검사와 미세 결실에 대한 검사를 같이 시행하는 것이 좋습니다.[10] 참고로 선천성 심장 이상 중 22번 염색체의 미세 결실과 관련성이 높은 질환으로는 팔로 4징, 대동맥궁 단절(interruption of aortic arch), 총동맥간증(truncus arteriosus) 등이 있습니다.

❺ 제왕절개수술을 해야 하나요?

태아가 선천성 심장병이 있다고 해서 임신부가 제왕절개수술을 받아야 할 이유는 없습니다. 태아는 태반을 통해 모체로부터 산소를 공급받기 때문에 선천성 심장 이상이 있더라도 대부분은 엄마의 자궁에서 잘 버팁니다. 따라서 아기가 역아이거나 이전 임신에서 제왕절개수술을 한 경우 등 산과적으로 수술을 해야만 하는 것이 아니라면 자연분만을 시도할 수 있습니다.

❻ 뱃속에서 태아의 심장병이 호전되도록 임신부가 할 수 있는 일은 없나요? 무엇을 주의해야 할까요?

부부가 주로 마지막에 하는 질문입니다. 어떤 음식 또는 영양제를 먹으면 아기의 심장병이 호전될지 묻곤 합니다. "그런 것은 없습니다"가 제 대답입니다. 아기가 심장병을 진단받기 전과 동일하게 지내시면 됩니다.

간혹 태아에게 심장병이 있으면(특히 다른 장기에도 이상이 있거나 아기가 주수에 비해서 성장 속도가 느릴 때) 아기가 엄마 자궁에서 버티지 못하기도 하므로 산전 진찰을 잘 받아야 합니다(병원에 제날짜에 방문하는 것은 늘 중요합니다). 태동이 절반 이하로 감소했다고 느껴지면 병원에 방문하기를 권장하는데 이는 모든 임신부에게 해당되는 내용이기도 합니다.

❼ 다음 임신에서 또 팔로 4징이 발생할 확률은 얼마나 되나요?

유전적 이상이 동반되지 않는 한 재발률은 약 3%입니다. 대부분 선천성 심장병은 유전적 요인과 환경적 요인이 복합적으로 작용하는 다인자성(multifactorial) 원인에 의해서 발생합니다. 쉽게 설명하면 '유전적인 영향이 있을 수도 있다' 정도로 이해하면 됩니다. 일반적으로 선천성 심장병의 발생 빈도를 약 1%로 본다면, 선천성 심장병을 가진 가족이 있는 경우에는 그 빈도가 3~4%로 증가합니다.

"그 흉터는 바로 네가 큰 병을 이겨 냈다는 징표란다. 어린 나이에 그 큰 수술을 견뎌 내는 건 아무나 할 수 없는 일이었어. 그래서 나는 네 흉터가 오히려 자랑스럽다."

김혜남 『만일 내가 인생을 다시 산다면』 (메이븐)

> 내가 만난 임산부 이야기

너와 꼭 닮은 동생이 찾아오기를

　선천성 심장병 치료가 많이 발전하고 예후가 좋아졌지만, 타 장기의 이상이 동반되었을 때는 출생 후 경과가 좋지 않은 경우도 발생한다. 결혼한 지 10년이 넘어 부부에게 찾아온 아기는 팔로 4징뿐만 아니라 식도와 소장, 대장에 이상이 있었다. 폐동맥 협착 또한 심해 폐쇄에 가까운 소견이었다. 아기는 어렵게 중환자실에서 한 달을 버텼지만 결국 하늘나라로 갔다.

　그리고 다시 1년 만에 찾아온 아기. 다행히 이번에는 심장 질환도 없었고 위장관 이상이 의심되는 소견 역시 발견되지 않았다. 아기는 만삭에 제왕절개수술로 건강하게 태어났고, 부부는 아기를 품에 안고 퇴원했다.

　출산 후 외래를 방문했을 때 그녀는 수줍게 나의 책 『태어나줘서 고마워』를 꺼내며 사인을 요청했다. 이 책이 많은 위로가 되었다고 하니 기쁘고 감사했다. 나는 책에 아기의 이름을 써 주려고 이름을 물었다. 그녀는 팔로 4징이 있던 첫 번째 아기의 이름을 꺼냈다.

그 순간 나는 그녀가 당연히 둘째의 이름을 대리라고 생각했음을 깨달았다. 출생 후 중환자실에 있다가 하늘나라로 간 첫 번째 아기가 한 달을 살았어도 이 부부에겐 영원한 첫째였던 것이다. 나는 조심스럽게 "이번에 낳은 아기의 이름을 알려 주실 수 있을까요?"라고 말했고 그 아기의 이름을 책에 적으며 사인을 했다.

그녀는 자리를 뜨며 카드를 건넸다. 카드에 적힌 "첫째와 꼭 닮은 아이 한 명만 보내 주시면 착한 일 많이 하고 나보다 어려운 사람들 돕고 살겠다"는 문구를 읽으며 나는 혼자 눈물을 흘렸고 이 곱디고운 마음씨를 가진 가족을 그나마 도울 수 있었음에 감사하고 또 감사했다.

3년 동안 다닌 삼성서울병원과 잠시 안녕을 하면서 오수영 교수님과 의료진께 감사한 마음을 담아 인사드립니다.

2022년 가을 끝자락에 오수영 교수님과 처음 만났습니다. 12년 만에 찾아온 우리 아기는 팔로4징을 진단받고 38주에 태어나 엄마 품에 한 번 안겨 보지도 못한 채 신생아중환자실에서 30일 만에 하늘의 별이 되었습니다.

너와 꼭 닮은 동생을 보내 달라고 매일 밤 기도하고 종교도 없는 제가 세상의 모든 신에게 사정을 합니다. 제발 저에게 첫째와 꼭 닮은 아이 한 명만 보내 주시면 착한 일 많이 하고 나보다 어려운 사람들 돕고 살겠다고……. 저의 간절한 목소리가 들렸는지 기적같이 찾아온 둘째를

2024년 6월에 만났습니다.

교수님께 저는 안아 주고 싶은 산모일까요, 업어 주고 싶은 산모일까요? 어떤 산모로 기억될지 모르겠지만 저에게 교수님은 한 줄기 빛 같은 존재입니다. 저와 둘째 아이 모두 건강하게 퇴원할 수 있게 돌봐 주신 오수영 교수님과 의료진께 감사합니다.

기부는 또 다른 기부를 낳는다

나는 2008년부터 한국심장재단에 기부를 이어 오고 있다. 산전 초음파로 선천성 심장병을 진단하는 일은 산과 전문의로서 중요하지만, 안타깝게도 임신 종결로 이어지는 일도 간혹 있다. 그럴 때마다 마음이 좋지 않다. 차라리 내가 진단을 못 했으면 아기가 온전히 태어났을 텐데 하는 생각이 든 일도 여러 번 있다. 무거운 마음을 내려놓기 위해서는 무엇인가를 해야 했다. 그래서 가장 소극적인 일, 기부를 시작했다.

어느 날 재단에서 편지가 왔다. 내 산모의 아기가 한국심장재단의 후원으로 심장 수술을 받고 감사의 편지를 재단에 보내왔다는 것이다. 아기가 건강하게 크고 있으며 부부가 아기의 수술을 계기로 기부를 시작했다는 훈훈한 소식이었다. 아기의 사진과 편지를 받고 감사했다.

안녕하세요. 한국심장재단의 도움을 받아 올해 1월 심장 수술을 한 윤

○○ 엄마, 아빠입니다.

저희 아기는 2차 정밀 초음파 검사에서 팔로 4징을 진단받았어요. 혹시 진단이 잘못된 것이 아닐까 싶을 정도로 엄마 뱃속에 있을 때부터 활발한 움직임을 보여 주었고, 41주 되는 날 3.69kg으로 겉으로 드러나는 증상 하나 없이 튼튼하게 엄마, 아빠 품에 와 주었어요.

팔로 4징은 수술을 피해 갈 수 없다는 이야기를 들었을 때 삼성서울병원 오수영 교수님께서 한국심장재단을 알려 주시면서 소식지를 주셨습니다. 진료 후 집에 오는 길에 소식지를 읽어 보고 인터넷도 검색해 보니 심장재단은 지금까지 많은 심장병 환우에게 큰 도움을 주신 정말 정말 감사한 재단이라는 걸 알았어요. 그렇게 저희도 수술비 지원을 신청했고, 심사를 거친 다음 승인을 얻어 생후 118일째 되는 날 수술을 받았습니다.

수술은 우리 아기가 더 건강하게 자라기 위해 꼭 필요한 과정이니 슬퍼하지 말자고 여러 번 다짐했습니다. 하지만 막상 아이를 차가운 수술장에 혼자 보내고 수술 후 중환자실에서 눈도 못 뜨고 누워 있는 모습을 보니 안쓰럽고 가슴이 먹먹했어요. 아직도 그때의 모습이 생생한데 어느덧 6개월이 흘러 오늘 300일을 맞이했네요. 지금은 남들이 보면 심장 수술을 받은 아이라고는 상상도 하지 못할 정도로 수술 전보다 더 튼튼하고 활발하게 지내고 있습니다. 매일 감사하게 생각하고 있어요. 그 마음을 담아 저희도 다른 환우 가족들에게 조금이나 보탬이 되고자 이제부터라도 정기 후원을 시작해 보려 합니다.

아기의 선천성 심장 질환을 진단하는 의사는 아기의 수술 후 성장 과정을 직접 접하게 되는 일이 드물다. 나는 2021년 본원에서 개최한 모아집중치료센터 심포지엄에서 이 아기의 엄마에게 강의를 요청했다. "아기의 선천성 심장 질환의 진단부터 수술, 그리고 현재까지, 부모로서의 경험 공유"라는 제목으로 진행된 강의와 기부로 이어진 스토리는 청중인 산부인과 및 소아청소년과 개원의 선생님들에게 많은 감동을 주었다.

아기에게 이상이 있대요

A는 임신 21주 초음파에서 태아에게 구순열이 있다는 설명을 듣고 하늘이 무너지는 것 같았다. 담당 의사는 구순열에 구개열이 동반될 수 있다고 했다. 나중에 성형외과에서 수술을 받으면 되겠지만 그래도 자신이 없다. 아이를 포기하고 싶다는 생각이 들기도 한다. 다음 임신에서 또 구순열이 동반될 가능성도 있을까?

말판증후군을 가진 B는 아기에게 질환이 유전될 확률이 50%에 이른다는 사실을 알았다. 내과에서는 대동맥이 늘어난 상태이지만 아직 수술할 정도는 아니라고 설명했다. 아기도 이 질환을 가졌는지는 양수 검사로 알 수 있다고 한다. 검사를 하고 싶다. 아니 당연히 할 것이다. 그런데 만약 아기가 말판증후군 관련 유전자에 이상이 있다고 하면 그 이후에는 어떻게 해야 할까?

의학적 지식

우리 몸의 모든 세포에는 23쌍의 염색체(22쌍의 상염색체와 1쌍의 성염색체)가 있고 염색체에는 유전자 정보가 부호화되어 저장된다. 유전 질환은 흔히 부모에서 아기로 전달되는 것으로만 알고 있지만, 넓은 의미에서 유전 질환은 유전자의 이상*과 관련이 있는 모든 질병을 일컫는다. 인간의 전체 유전자 정보(인간 게놈)가 밝혀지면서,** 이제 거의 모든 질병이 유전적 요소를 가지고 있음을 알게 된 것이다.

유전 질환에는 염색체 이상, 단일 유전자 질환, 다인자성 질환이 있다. 염색체 이상의 종류에는 숫자의 이상 또는 구조적 이상이 있는데, 다운증후군은 대표적인 염색체 숫자의 이상으로 21번 염색체가 하나 더 존재해 발생하는 질환이다. 염색체 구조적 이상에는 부분적인 결실(deletion), 중복(duplication), 역위(inversion), 전좌(translocation) 등이 있으며, 증상 유무는 제각각 다르다. 예를 들면 9번 염색체 역위는 대개 증상이 없고 정상 범위로 간주된다. 모든 염색체 이상의 빈도를 합치면 출생아 250명 중 1명으로 비교적 흔하다.

단일 유전자 이상은 한 유전자의 돌연변이에 의해 발생한다.

---

*   DNA 서열이 정상 서열에서 벗어나 전체적으로 또는 부분적으로 변화하는 것을 의미한다.
**   2003년 인간 유전체 프로젝트(Human Genome Project)가 완성되었다.

잘 알려진 혈우병, 연골무형성증, 근이영양증, 말판증후군 등이 단일 유전자 질환에 속한다. 간혹 산전 검사에서 취약 X 증후군에 대한 선별 검사를 하기도 하는데, 취약 X 증후군도 단일 유전자 질환 중 하나다. 단일 유전자의 이상으로 발생하는 유전 질환 가운데 약 2,500개 이상이 알려져 있으나 그 빈도는 지속적으로 증가 추세에 있다.[1] 각각의 단일 유전자 질환은 유병률이 낮지만 모두 합하면 출생아 100명 중 1명 정도에게 유전 질환이 있다.[2]

다인자성 질환은 유전자 돌연변이와 환경적 요인의 조합으로 발생한다. 당뇨나 고혈압 등 우리가 알고 있는 대부분의 질환이 여기에 속한다. 실제로 다인자성 유전 질환은 매우 흔하며 인구의 3분의 2는 일생에 이런 유전적 원인에 의한 질병을 경험한다.[3] 태아의 구조적 이상 중에는 구순구개열, 심장병, 신경관결손증 등이 대표적인 다인자성 질환으로 첫 번째 임신에서 아기에게 이러한 이상이 있었다면, 다음 임신에서도 이상이 나타날 확률이 일반적인 빈도보다 증가한다.

꼼꼼하게 짚어 보는
Q&A

❶ 아기가 기형인지 언제 알 수 있나요?

태아에게 이상이 있는지 산전에 알 수 있는 방법으로는 초음파 검사와 혈액 검사가 있습니다. 태아의 구조적 이상을 파악하는 초음파 검사는 주로 임신 20~22주에 시행합니다. 다운증후군, 에드워드증후군과 같은 염색체 이상과 신경관결손증에 대한 위험도를 평가하는 혈액 검사는 대개 임신 11주 이후에 시작됩니다('다운증후군 검사에서 고위험이 나왔어요' 참고).

아기의 이상에는 구조뿐만 아니라 기능적인 부분도 있습니다. 구조적 이상이란 그야말로 모양이 정상이 아닌 것, 즉 심장에 구멍이 있거나, 입술이 갈라졌거나, 손가락과 발가락이 한 개 더 있는 것으로, 초음파로 파악합니다. 기능적 이상은 겉으로는 문제가 없지만 출생 후에 뇌 발달이 더디다거나, 잘 먹지 못하는 경우 등을 말합니다. 이러한 부분은 출산 후 아기를 키우면서 알아 가게 됩니다.

❷ 정밀 초음파 검사의 정확도는 어느 정도인가요?

최근 초음파의 발달로 검사의 정확도가 많이 향상되었지만 그럼에도 태아의 모든 선천성 기형을 진단할 수는 없습니다.[4] 일반적으로 태아의 구조적 이상에 대한 산전 진단율은 약 70~80%입니다.

태아 기형의 종류에 따라 정확도도 다릅니다. 예를 들면 일부 선천성 기형은 산전 진단이 90% 이상 가능하지만, 또 다른 선천성 기형인 단독구개열(구순열이 없는 구개열), 쇄항(항문이 뚫려 있지 않은 기형), 일부 선천성 심장 기형(작은 심방중격결손, 심실중격결손, 작은 혈관 또는 판막 이상) 등은 진단이 거의 불가능합니다.

기형의 종류에 따라 어떠한 이상은 임신 후반기에 나타나기도 하는데, 태아의 난소에 생긴 물혹, 소장이 늘어난 소견 등이 대표적입니다. 한편, 초음파 검사 시 태아가 너무 엎드려 있거나, 임신부의 비만도가 높거나, 다태 임신일 때, 양수량이 너무 많거나 적다면 정확도가 낮아질 수 있습니다.

❸ 저에게(또는 남편에게) 말판증후군이 있어요. 아기에 대한 검사를 할 수 있나요?

임신부 또는 남편의 말판증후군 관련 유전자에 이상이 있음이 명백히 밝혀졌다면 양수 검사를 통해 태아가 동일한 유전자 이상을 가졌는지 알아볼 수 있습니다. 하지만 중요한 점은 동일한 유전자의 이상이라 하더라도 표현형, 즉 증상의 심한 정도가 다를 수 있다는 사실입니다. 당뇨도 심한 당뇨와 경한 당뇨가 있듯이 모든 질환에는 스펙트럼이 있으며 유전 질환도 예외가 아닙니다. 따라서 아기의 말판증후군 관련 유전자에 이상이 있다고 하더라도 심장, 눈 등의 증상이 심하지 않을 수 있습니다. 또한 현대 의학은 점점 발전 중이므로 앞으로 20~30년 후에 이 질환에 대한 치료법이 개발될 수도 있다는 점도 신중히 생각해야 합니다.

일반적으로 성인기에 질병이 발현되는 유전 질환에 대한 산전 진단은 조기 진단으로써 의미를 가지는바 양수 검사 결과가 임신의 경과 자체에 영향을 끼치지는 않습니다. 제 경험상 양수 검사 결과, 아기의 말판증후군 관련 유전자에 이상이 있다고 해서 임신을 종결한 사례는 없었습니다.

말판증후군이 있었을 것으로 추정되는 유명한 인물에는 키가 크고 팔다리가 유난히 길었던, 미국에서 가장 존경받은 대통령 에이브러햄 링컨(Abraham Lincoln)[5]과 손가락이 짧은 사람은 치기 힘든 교향곡을 만든 세기의 작곡가이자 피아니스트 세르게이 바실리예비치 라흐마니노프(Sergei Vasil'evich Rakhmaninov)가 있습니다.[6]

> 인간은 모두 건강의 왕국과 질병의 왕국, 두 곳의 이중국적을 갖고 태어난다. 우리는 좋은 여권만을 사용하길 바라지만, 누구든 언젠가는 잠시나마 다른 쪽 왕국의 시민이 될 수밖에 없다.
>
> 수전 손택 『은유로서의 질병』(이후)

| 내가 만난 임산부 이야기 |

무뇌증을 진단받고도 임신을 유지한 이유

무뇌증은 신경관결손증 중에서도 가장 심한 이상으로 빈도는 약 1,000명 중 1명이다. 신경관결손증에는 무뇌증 외에도 뇌류 또는 뇌척수수막류 등이 있다. 임신 전 엽산 복용을 강조하는 이유가 바로 이 신경관결손증 계열의 태아 이상의 위험도를 낮추기 위한 것이다. 하지만 엽산의 신경관결손증 예방 효과는 약 72%로,[7] 엽산을 잘 복용한다고 해서 신경관결손증이 절대 생기지 않는다고 볼 수는 없다. 무뇌증은 구순구개열과 마찬가지로 대표적인 다인자성 유전 질환이다.

초음파의 발달로 무뇌증은 대부분 태아의 생존 능력이 생기는 임신 주수보다 한참 이른 시기에 진단된다. 또한 아기의 생존 기간도 평균 며칠에 불과해 의학적으로도 임신 종결을 충분히 선택할 수 있다.

지금까지 산과 의사로서 많은 무뇌증 태아와 부모를 만났다. 이른 주수에 알게 되어 임신을 종결한 사례도, 임신 종결 자체를 원치 않아 만삭 가까이에 출산하고 아기는 신생아중환자실에서 며칠 버티다가 하늘나라로 간 경우도 있다. 그중에서 가장 기억에 남는 부부는 tvN 드라마 〈슬기로운 의사생활〉의 감수를 같이 한 소아외과 이상훈 교수를 통해 알게 된 환자였다. 이 임신부는 소아외과에서 이 교수의 진료를 먼저 보았는데 바로 '이식' 때문이었다. 부부는 무뇌증이 생존이 어려운 질환임을 충분히 알았지만 아기의 생명과 죽음을 헛되이 하지 않기 위한 방법을 찾았고, 그 과정에서 이 교수가 소아 간(liver) 이식과 관련한 연구 및 진료를 하고 있음을 알아냈다.

우리나라 법에 따르면 생후 2개월 미만은 뇌사 판정의 대상자가 되지 않아 장기를 기증할 수 없다. 무뇌아가 2개월 이상 생존할 확률이 매우 낮다는 점을 고려하면, 우리나라에서 무뇌아의 장기를 이식하는 것은 불가능하다. 마침 이 교수는 병원 기관윤리위원회의 승인을 받아 장기 대신 간을 세포 수준에서 획득해 이식을 기다리는 아이들을 치료하는 임상 연구를 수행하고 있었고 부부는 이 기증을 기꺼이 하겠다는 존경스러운 결정을 했다.

나는 이렇게 훌륭한 부부를 만나게 된 것에 감사하는 마음으로 제왕절개수술에 임했다. 아기는 신생아중환자실에서 약 일주일간 버텼고 간부전으로 이식을 기다리는 다른 아이들에게 새로운 희망을 주고 하늘나라로 갔다. 이후 외래에서 만난 산모의 얼굴은 매우 평온해 보였다.

유전 정보 절반은 남편에게서 온다

산전 초음파에서 태아의 구순구개열이 진단된 임신부를 지금까지 얼마나 많이 만났을까? 초음파의 발달로 이전에는 진단하지 못한 태아의 구조적 이상을 요즘에는 산전에 비교적 쉽게 알게 된다.

이 임신부도 태아에게 구순구개열이 동반되었다는 이야기를 듣고 개인 병원에서 전원되었다.

구순열은 생각보다 흔한 질환이다. 빈도가 약 1,000명 중 1명이고 아시아인에게서는 더 많이 발생한다(약 1,000명 중 1.7명).[8] 구순구개열은 앞서 설명한 세 유전 질환 중 대표적인 다인자성 질환이다. 유전적 요인과 환경적 요인이 모두 관여하는 것이다. 따라서 첫째 아기가 구순열을 가지고 태어난 경우 둘째 아기에게서 구순열이 반복되어 나타나기도 하는데 그 확률은 일반적으로 2~6%다.[9]

나는 구순구개열에 관해 충분히 설명했고, 나중에 실제로 수술해 주실 성형외과 교수님을 만나 출생 후 수술 과정에 대한 구체적인 상담을 추가적으로 받을 것을 권했다. 임신부는 울고 있었고 남편은 나와 눈을 마주치지 않았다. "네가 정해." 그가 아내에게 말했다. 과연 무엇을 정해야 하는 것일까? 임신부는 태동을 느낀 지 한참되었을 시기였기에 지금 정할 수 있는 것이 없었다.

얼마 전 늦은 나이에 아기를 가진 한 부부에게서도 동일하게 태아의 구순구개열이 발견되었다. 임신부 눈에는 눈물이 그렁그렁했지만, 남편은 이 예상치 못한 상황을 잘 받아들였고 잘 키우겠다며 미소 지었다.

최근에는 한쪽 귀가 유난히 작아 보이는 '소이증(microtia)'이 임신 22주 태아에게 진단되었다. 소이증은 발생학적으로 타 장기의 이상이나 다른 염색체 또는 유전자 이상이 종종 동반되기도 하는 질환이기에 나는 양수 검사를 권했다. 동반 질환을 파악하기 위한 중요한 검사라는 설명과 함께. 임신부의 마스크 안으로 눈물이 주룩주룩 흘러내렸고 눈은 금세 빨개졌다. 남편은 아무런 질문도 하지 않았고 흐느끼는 부인의 어깨만을 다독였다.

아기의 유전 정보 절반은 남편에게서 온다는 사실은 임신 과정에서 흔히 간과된다. 아기는 부인의 자궁에서 성장하고 있을 뿐 두 사람의 아기다. 같이 만든 아기에 대해 어떻게 혼자 무엇인가를 정할 수 있을까?

첫 번째 부부는 더 이상 외래에 오지 않았다. 두 번째 부부는 만삭에 건강한 아들을 낳았고, 아기는 백일쯤 되었을 때 성형외과에서 수술을 받았으며 똘망똘망한 눈으로 가족들의 사랑을 독차지하며 무럭무럭 자라고 있다. 세 번째 부부는 다행히 양수 검사에서 염색체 이상 및 주된 미세 결실의 소견이 없음이 확인되었다. 검사 결과를 들으러 온 날, 부인은 더 이상 울지 않았고, 고맙게도『태어나줘서 고마워』를 읽고 많은 위안을 받았다고 말했다. 남편은 여전히 진료실에서 부인을 살뜰히 살폈다.

언젠가 책에서 이런 구절을 읽은 적이 있다. "자식이란 내 몸에서 나왔지만 나의 소유물이 아니다." 맞는 말이다. 그리고 여기서 '나'란 '엄마'만이 아닌 '부부'를 의미하는 것이리라.

세 번째 당부:
자연 조산에
관하여

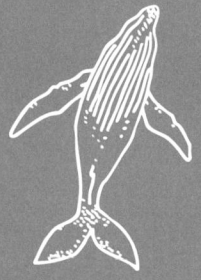

경부 길이가 짧아요

　Y는 의사에게 경부 길이가 짧다는 이야기를 들었다. 관련 정보를 찾아 보니 조산과 관련 내용이 많았고 맥도널드 수술을 했다거나 누워서 지냈다는 글이 가득했다. 경부 길이를 측정하기 전까지 그녀는 아무런 문제가 없었다. 경부 길이의 측정도 당뇨 검사를 하러 간 병원에서 초음파를 보자고 했고, 보는 김에 경부 길이도 봐 준 것이었다. 고위험 요인도 없고 막연히 임신 경과가 순조로우리라고 예상했는데, '경부 길이가 짧다'는 의사의 말은 Y를 비정상의 범주로 몰아 넣었다. 평소에도 걱정이 많은 성격이라 여간 신경이 쓰이는 것이 아니다.

의학적 지식

경부 길이가 짧다는 진단을 받고 외래에 오는 임신부들이 늘고 있다. 가장 큰 이유는 측정 때문이다. 내가 전공의를 하던 시절에는 이런 임신부가 없었다. 측정 자체를 하지 않았으니까. 경부 길이는 질식 초음파를 보편적으로 시행하면서 측정되기 시작했다. 1996년에 미국에서 경부 길이와 조산과의 연관성을 주제로 한 유명 논문이 처음 발표되었고[1] 이후 조산과의 연관성에 대한 연구가 증가했다. 모든 임신부에게 경부 길이 측정이 필요한지는 아직도 논란이 있다. 실제로 미국, 영국 등 주요 산부인과학회의 지침에 따르면 고위험군(이전 임신에서 조기진통 또는 조기양막파수로 조산한 산모)에서는 경부 길이 측정을 권장하나, 저위험군(조산한 적 없는 초산부 또는 이전 임신에서 만삭 분만한 산모)은 경부 길이 측정 자체를 필수 검사로 권장하고 있지 않다.

아이러니한 것은 이제 우리나라에서 경부 길이 측정은 매우 보편화되었는데, 조산율은 내가 전공의를 할 때보다 훨씬 높다는 사실이다. 이유가 무엇일까? 모든 길은 로마로 통한다는 말이 이제 틀린 것이듯 모든 조산이 경부 길이로 설명되지 않기 때문이다.

한편, 자궁경부 길이가 짧아진 임신부 중 일부는 자궁경관무력증으로 발전할 수 있다. 자궁경관무력증이란 임신 14주에서 28주 사이에 자궁수축이나 별다른 증상이 없다가 자궁경부가 열리면서 이른 조산 또는 유산을 발생시키는 질환이다. 그러나 경부 길이가 짧다고 모두 자궁경관무력증이 되는 것은 아니다. 확률적으로는 경부 길이가 짧아졌다 하더라도 자궁경관무력증으로 진행될 확률보다는 문제 없이 만삭에 분만을 할 가능성이 높다. 이는 경부 길이를 이용한 조산에 대한 예측력이 상대적으로 낮기 때문이다.

꼼꼼하게 짚어 보는
Q&A

❶ 임신 29주인데 경부 길이가 2.0cm로 짧아졌다고 해요. 조산 위험이 있을까요?

자궁경부 길이는 임신 주수가 경과함에 따라 생리적으로 감소합니다. 따라서 측정 주수가 중요합니다. 일반적으로 경부 길이 측정이 의미 있는 시기는 임신 24주 이전이며, 2.5cm 미만이면 짧다고 판단합니다. 간혹 임신 24주에서 28주 사이에 경부 길이를 측정하기도 하지만, 측정 주수가 후반으로 갈수록 조산과의 연관성은 떨어집니다. 특히 임신 28주 이후에는 조산과의 연관성이 낮기 때문에 경부 길이의 측정 자체가 대부분 의미 없습니다.

〈그림 3〉에서처럼 임신 21주에 경부 길이가 2.0cm라면 경부 길이가 짧은 편에 해당되지만 임신 29주에 2.0cm는 짧은 편에 속하지 않습니다. 임신 29주에 경부 길이가 2.0cm인 상황에서 중요한

그림 3　임신 20~35주까지 경부 길이의 변화[2]

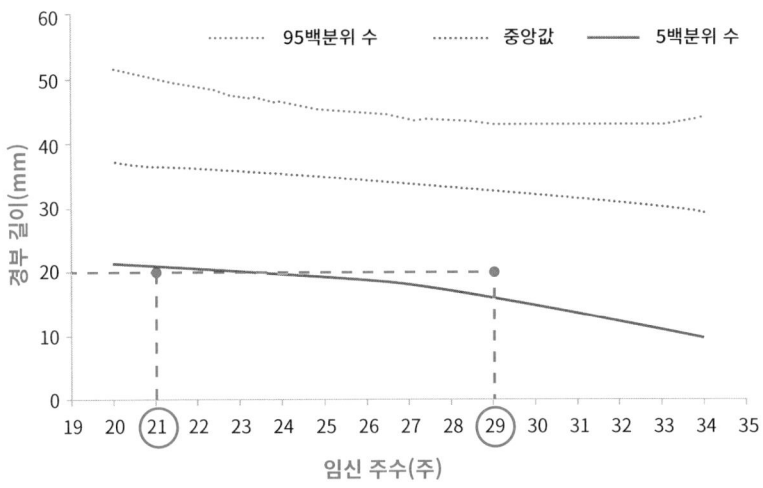

점은 증상이 있느냐 없느냐입니다. 조산과 관련된 의미 있는 증상은 규칙적인 자궁수축(1시간에 4~5회 이상의 수축이 2~3시간 이상 지속) 또는 질 출혈입니다. 자궁경부가 벌어지면서 질 출혈이 발생할 수 있기 때문입니다. 이러한 증상을 동반하지 않는다면 경부 길이가 3.0cm인 다른 임신부들과 별반 차이가 없다는 의미이므로 걱정하지 않아도 됩니다.

❷ 임신 21주에 경부 길이가 3.5cm였는데 일주일 후에 측정했더니 3.0cm로 짧아졌어요. 일주일 사이에 이렇게 많이 짧아질 수 있나요?

경부 길이도 결국 사람이 측정하기에 측정자에 따라 오차가 발생할 수 있습니다. 또한 측정 시 〈그림 4〉에서처럼 미세한 자궁수축(대개는 생리적인 자궁수축)이 동반되는 경우 경부 길이에 영향을

그림 4 생리적인 자궁수축에 따른 경부 길이의 변화

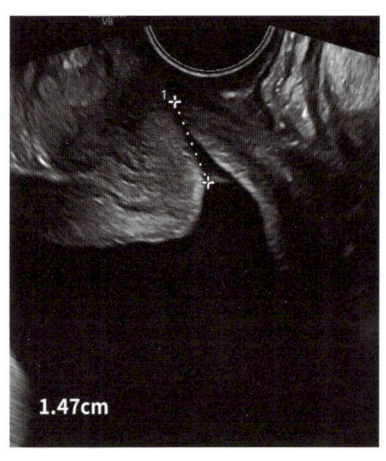 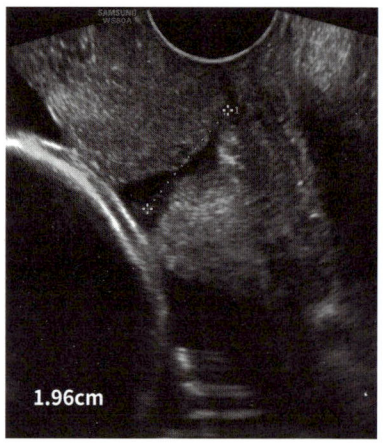

(좌) 임신 23주에 경부 길이가 1.47cm로 측정되면서 자궁경부 안쪽이 벌어진 것처럼 보인다.
(우) 다음 날 동일한 임신부의 경부 길이를 측정했을 때 길이가 1.96cm로 증가하면서 자궁경부 안쪽도 이전보다 닫혀 보인다. 전날, 초음파 측정 당시 생리적인 자궁수축이 동반되었을 것으로 추정된다. 이 임신부는 자궁경부봉합술을 받지 않았으며 결국 만삭에 분만하였다.

주기도 합니다. 국제 지침에서는 이러한 변화를 고려해 경부 길이 측정 시 약 3분 동안 측정하라고 되어 있습니다.[3] 해외 연구에 따르면 측정자 간 또는 동일한 측정자의 반복 측정 시 경부 길이의 오차 범위는 5mm 정도까지 가능한 것으로 보고되었습니다.[4]

❸ 임신 21주 초산부인데 경부 길이가 2.0cm예요. 조산 확률은 어느 정도일까요?

일반적으로 조산의 빈도는 전체 임신의 약 8~10%입니다. 경부 길이가 짧을 때 실제로 조산할 확률은 임신부가 고위험군인지 저위험군인지에 따라서 차이가 큽니다. 저위험군은 첫 임신이거나 이전 임신에서 만삭 분만을 한 임산부입니다. 임신 24주 이전에 측정한 경부 길이가 2.5cm 미만일 때 37주 이전에 조산할 확률은 18~20%입니다. 즉, 5명 중 1명은 조산을 하지만, 5명 중 4명은 만삭 분만을 한다는 이야기입니다.

반면 조산의 과거력이 없고 임신 24주 이전에 측정한 경부 길이가 2.5cm 미만일 때 표준 치료는 프로게스테론이 포함된 질정을 취침 전 사용하는 것입니다. 이는 조산의 위험도를 약 40% 감소시킵니다.[5]

❹ 이전 임신에서 임신 28주에 양수가 터져 조산했는데, 이번에는 임신 21주에 경부 길이가 2.0cm예요. 괜찮을까요?

2016년 대한산부인과학회가 국제적인 자료를 종합해 제시한 '고위험 임신 분류'에 따르면 조산의 과거력은 중등도의 위험 인자에 해당됩니다.[6] 자연 조산의 과거력이 있는 고위험군이 이번 임신에서 경부 길이가 짧아졌을 때 조산의 재발률은 약 30%로 알려져 있습니다. 따라서 이른 주수에 조산을 한 경험이 있다면(특히 임신 34주 이전에 조산했다면) 임신 14주부터는 3차 병원에서 진료를 받을 필요가 있습니다. 임신 14~16주 정도부터 조산의 재발을 줄이기 위해 프로게스테론 질정 치료가 권장되며 주기적으로(약 2주 간격) 경부 길이를 측정하는 것이 중요합니다. 경부 길이가 정상이라면 프로게스테론 질정 치료로 충분하고 24주 이전에 경부 길이가 2.5cm 미만으로 짧아졌다면 자궁경부봉합술을 고려해야겠습니다.

❺ 자궁경부봉합술의 적응증은 어떻게 되나요?

자궁경부봉합술(맥도널드 수술 또는 쉬로드카 수술)은 자궁경관무력증에 대한 수술적 치료입니다. 미국, 영국, 캐나다 등 주요 산부인과학회에서 권장하는 자궁경부봉합술의 표준 지침에 따른 수술 적응증은 〈표 4〉와 같습니다.[7]

표 4   자궁경부봉합술의 표준 지침에 따른 수술 적응증[8]

수술 적응증	대상 환자	수술 권장 시기
병력에 기초한 자궁경부봉합술*	이전 임신에서 14~28주 사이에 진통 없이 자궁경부가 열리면서 자궁경관무력증으로 유산 또는 이른 조산을 한 과거력이 있는 임신부	임신 12~14주
초음파 소견에 기초한 자궁경부봉합술	이전 임신에서 자연 조산(조기양막파수 및 조기진통에 따른 조산)을 했고, 이번 임신에서 24주 이전에 측정한 자궁경부의 길이가 2.5cm 미만인 임신부	임신 14~24주
진찰 소견에 기초한 자궁경부봉합술**	양막이 자궁경부 밖으로 나와 진찰 시 육안으로 양막이 보이는 임신부	임신 16~24주

❻　경부 길이가 짧으면 모두 자궁경관무력증인가요?

임신 16~24주 사이에 측정한 경부 길이가 2.5cm 이하인 임신부는 전체 임신부 100명 중 10명이고 2.1cm 이하는 100명 중 5명입

---

*　　이전 임신에서의 유산 또는 이른 조산의 원인이 자궁경관무력증이 아니라 조기양막파수, 조기진통이었다면 자궁경부봉합술의 적응증이 아니다. 자궁경부봉합술은 경부에 대한 지지(mechanical support)를 강화하기 위함이지, 조기양막파수를 막거나 자궁수축 및 진통을 억제하는 효과가 있지는 않기 때문이다.

**　　양막이 돌출되었다면 자궁내감염이 있을 가능성이 높으므로 수술 전 양수내감염을 배제하고, 자궁수축이 없는지를 확인한 후 응급 자궁경부봉합술을 고려한다.

니다.[9] 반면 자궁경관무력증의 발생 빈도는 0.5% 정도로 알려져 있습니다.[10] 이론적으로 계산하면 짧은 경부 길이를 진단받은 임신부 20명 중 1명 정도가 실제로 자궁경관무력증이라는 이야기입니다. 따라서 경부 길이가 짧다고 모두 자궁경관무력증이라고 볼 수 없습니다.

❼ 자궁경부봉합술의 부작용에는 무엇이 있나요?

병력 또는 초음파 소견에 기초한 자궁경부봉합술 후 1% 미만으로 방광 손상, 경부 손상, 양막파수, 출혈 등이 보고되었고,[11] 진찰 소견에 기초한 응급 자궁경부봉합술은 패혈증, 조기양막파수, 조기진통, 분만 시 자궁경부 열상 등의 합병증이 발생할 확률이 11~14%로 높게 보고되었습니다.[12]

또한 서울대학교병원에서 이루어진 연구에 따르면 자궁경관무력증의 약 80%에서 양수내감염 또는 염증의 소견이 동반되었습니다.[13] 따라서 수술 전 자궁내감염을 배제하기 위한 평가가 필요합니다.

우리가 하는 걱정의 40퍼센트는 결코 일어나지 않을 일이고, 30퍼센트는 이미 일어난 일들에 관한 것이며, 22퍼센트는 아주 사소한 걱정들이고, 4퍼센트는 우리가 전혀 손

쓸 수 없는 일들에 관한 것이라고 한다. 나머지 4퍼센트만이 우리가 정말로 걱정해야 하는 일이다.

김혜남 『만일 내가 인생을 다시 산다면』 (메이븐)

> 내가 만난 임산부 이야기

자궁경부봉합술의 두 얼굴

그동안 짧은 자궁경부 길이와 관련해 많은 임신부를 진료했다. 어떤 임신부에게는 자궁경부봉합술이 임신 기간을 연장하는 데 도움이 되었고, 어떤 임신부에게는 프로게스테론 질정 치료가 필요했으며 이를 통해 만삭 분만을 했다. 안타깝지만 어떤 임신부들은 불필요한 수술을 받고 이른 주수에 양수가 터져 전원되었고, 심한 자궁내감염이 동반되어 아기뿐만 아니라 산모까지 전신 패혈증으로 중환자실에서 오래 치료받아야 했다. 가장 좋지 않았던 사례는 불필요한 수술 또는 재수술로 자궁경부가 아예 찢어져 버리는 손상을 입는 경우들이었다. 이렇게 되면 이번 임신은 물론 다음 임신도 상당히 문제가 될 수 있다.

타 병원에서 여러 번 자궁경부봉합술을 받고 조기양막파수로 전원된 임신부도 있었다. 아기는 임신 23주 6일에 500gm이 채 되지 않았는데, 제왕절개수술 후 산모의 경부에 묶여 있는 실들을 제거하면서 여러 번의 자궁경부봉합술로 불규칙하게 찢어진 자궁경부를 확인하자 내 마음도 찢어지는 것 같았다. 이 산모의 임신은 앞으로 얼마나 더 힘들 것인가? 그녀에게 이번 임신은 첫 번째 임신이었다. 자궁경부봉합술의 표준 지침이 지켜지지 않은 것이다.

어느 금요일 오후, 예약 임신부가 많아 진료가 상당히 지연된 날, 초진으로 온 임신부가 나에게 말했다. "A 병원에 갔더니 경부 길이는 정상이지만 탄성도 검사에서 경도가 40이라면서 자궁경부를 묶어야 한다고 하는데, B 병원에서는 80이라면서 안 묶어도 된다고 하고……. 어떻게 해야 할지 몰라서요." 슈우욱. 내 혈압이 높아지는 소리가 귀에서 들리는 듯했다.

이 부부에게 내가 우리나라에서 자궁경부탄성도 검사를 통한 '경도 또는 강도(hardness ratio)' 지표를 개발한 사람 가운데 하나고, 자궁경부탄성도와 조산과의 연관성에 대한 국내 다기관 연구(더군다나 보건복지부 보건산업진흥원에서 수행된 연구였다)의 총책임자였다고 말했다. 또한 자궁경부탄성도 검사는 아직 연구 단계인바 참고는 할 수 있지만 이 검사 소견만으로 수술을 결정하는 것은 근거가 없음을 알려 주었다.

의견을 물어보러 온 부부에게 나는 의학적 '근거의 수준'에 대해 쉽게 설명해야 했다. 조산과 관련해 경부 길이의 근거가 고등학생 정도의 수준이라면, 자궁경부탄성도 검사는 아직 유치원 정도의 수준이라 연구가 더 필요한 단계라고 비유했다.

내가 여러 산과 교수와 자궁경부탄성도 검사에 대해 연구 개발한 이유는 조산 예방의 관점에서 굳이 자궁경부봉합술을 하지 않아도 되는 사람들(수술의 위험성이 없지는 않기 때문에)을 찾아내고, 프로게스테론 질정을 몇 개월 동안 매일 투여해야 하는 불편함을 굳이 견디지 않아도 되는 사람을 선별하기 위함이었다. 불필요한 수술과 투약을 줄이고 싶었다.

그동안 자궁경부탄성도의 연구 개발을 위해서 얼마나 많은 시간과 노력을 퍼부었던가? 2013년 대한산부인과학회 초음파 연구회 위원장을 맡으면서 시작된 연구였다. 처음 약 3년 동안은 초음파 회사와 같이하는 탄성도 프로그램 개발 과정과 초기 단계 연구를 진행했다. 이후 어렵게 국책 과제를 따서 2년 반 동안 총 연구비 7억 5,000만 원이 들어간 다기관 연구의 총책임자 역할을 수행했다.

그 과정에서 발표한 수많은 파워포인트 파일과 워드, 한글 파일로 된 연구 계획서와 보고서들이 내 컴퓨터에서 적지 않은 용량을 차지하고 있다. 연구를 수행하며 보고서들을 기한 내에 작성하기 위해 밤 늦게까지 일했던 날들, 일을 마치고 조용한 병원 복도를 지나 터벅터벅 주차장으로 걸어가던 힘없는 걸음들.

히포크라테스 선서에 나오는 "환자에게 해를 끼치지 마라(Do No Harm)"라는 문구가 간절히 생각나는 속상한 금요일 저녁이다.

조산이 걱정돼요

H는 이전 임신에서 임신 25주에 조산했다. 임신 20주부터 질 출혈이 있었는데 24주에 갑작스럽게 양수가 터졌고 결국 25주에 분만했다. 당시 매일 눈물을 글썽이며 신생아중환자실을 서성이던 생각을 하면 지금도 울컥한다. 그런데 그렇게 힘들게 첫째 아기를 분만하고도 2년이 지나니 둘째가 너무 간절하다. 다행히 임신 시도 9개월 차에 자연 임신을 했다. 한 번 조산하면 그다음 임신에서 조산 가능성이 높아진다고 하던데, 이번 임신에서 또 조산을 하게 될까 봐 걱정이 이만저만이 아니다.

의학적 지식

세계보건기구 발표에 따르면 2020년 기준, 전 세계에서 조산아 약 1,340만 명이 태어난 것으로 추정되었고 이 가운데 약 1,100만 명이 아시아와 아프리카에서 태어났다고 한다.[1] 이러한 조산은 주산기 사망*의 약 4분의 3, 장기 이환의 절반 이상을 차지하기에 사회적으로도 중요한 이슈다.[2] 조산은 신생아 이환과 사망의 중요한 원인을 차지하는, 산과적으로 가장 중요한 임신의 합병증이다. 따라서 조산을 줄이려는 노력은 전 세계적으로 모자보건의 최우선 과제로 간주된다.

그렇다면 우리나라의 조산율은 어떻게 될까? 통계청 자료에 따르면 〈그림 5〉에서 볼 수 있듯이 2011년 6.0%에서 2023년 9.9%로 조산아의 비중이 1.5배 이상 증가했다.[3] 일본의 조산아 비중이 2011년 5.74%에서 2022년 5.62%로 변화가 없던 것과 대조적이다.[4]

이렇게 높아지고 있는 우리나라의 조산율은 산모의 나이, 다태 임신의 증가와 밀접한 관련이 있다. 두 나라의 평균 출산 연령을 비교해 보면 2021년 우리나라는 33.4세, 일본은 32세였다.[5] 다태아의 구성비는 2020년 기준 일본은 2.04%였던 반면, 우리나라는 4.9%로 2배 이상 높아 우리나라 조산율 증가에 다태 임신이 영향을 미침을 알 수 있다.

* 　사산 및 생후 28일 이내 사망한 신생아 수를 총 신생아 수로 나눈 것을 말한다.

그림 5 2011년부터 2023년까지 연도별 한국과 일본의 조산율 비교[6]

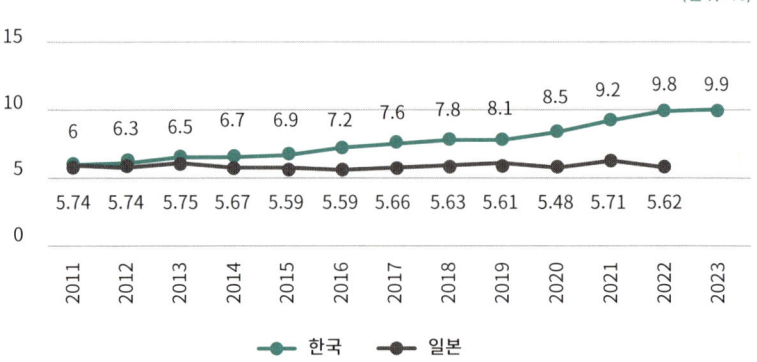

조산은 45%가 조기진통, 25%가 조기양막파수로 발생하며, 임신중독증 및 자궁내태아발육지연과 같은 모체 태아 원인이 약 30%를 차지한다.[7] 조기진통 또는 조기양막파수에 의한 조산은 '자연 조산'이라 하고 임신중독증 및 자궁내태아발육지연과 같은 모체 태아 원인에 의한 조산을 '임신부나 태아적응증에 의한 조산'이라고 표현한다.

같은 조산이라도 임신 34주 이후의 조산은 '후기 조산'이라고 해 현대 의학의 관점에서 크게 걱정할 만한 조산은 아니다. 그러나 34주 이전의 조산 중에서도 28주 이전의 조산은 신생아의 단기적 또는 장기적 합병증이 발생할 확률이 상당히 증가한다.

2012년부터 2018년까지 삼성서울병원에서 임신 21주 0일에서 31주 6일 사이에 태어난 조산아 총 834명을 대상으로 한 연구에 따르면 생존율이 임신 31주에서 96.5%, 28주에서 91.4%였으며, 임신 24주에서는 70.6%였다.[8] 조산아의 신생아중환자실에서의 평균 입원 기간은 각각 30일, 68일, 112일이었다.

꼼꼼하게 짚어 보는
Q&A

❶ 조산의 위험 인자에는 무엇이 있나요?

조기진통 또는 조기양막파수에 의한 자연 조산의 위험 인자로는 조산의 과거력이 있습니다. 예를 들어 첫 번째 임신에서 조기양막파수로 조산했다면 다음 임신에서도 조기양막파수로 조산할 가능성이 증가합니다. 같은 조산의 과거력이라 하더라도 이전 임신에서 조산한 임신 주수가 이를수록 재발률이 증가하고 반대로 후기 조산은 재발률이 감소합니다.

기타 자연 조산의 위험 인자로는 임신 2삼분기 이후의 질 출혈,* 비만, 심한 저체중 등이 있습니다. 임신 사이의 기간도 조산과 관련이 있는데 첫째 분만 후 6개월 미만의 임신은 조산의 위험도가

---

* 임신 2삼분기의 질 출혈은 조산의 위험 인자인 반면, 임신 초기의 질 출혈은 조산의 위험 인자가 아니다.

2배 증가합니다.[9]

임신부나 태아적응증에 의한 조산의 위험 인자로는 임신부의 나이, 당뇨와 혈압과 같은 내외과적인 질환, 이전 임신에서의 임신중독증 또는 저체중아 출산, 흡연 등이 있습니다.

다태 임신은 조기진통, 조기양막파수, 임신중독증의 확률이 모두 증가하기 때문에 자연 조산뿐만 아니라 임신부나 태아적응증에 의한 조산의 확률 모두 높아져 전체적으로 단태 임신에 비해 조산율이 6배에 이릅니다.

❷ 조산을 예측할 수 있는 방법은 없나요?

전 세계적으로 수많은 연구가 행해졌지만 지금까지 조산을 효과적으로 예측할 수 있는 방법은 밝혀지지 않았습니다. 조기진통, 조기양막파수로 자연 조산을 한 적이 있는 임신부라면 이번 임신에서 임신 24주 이전에 측정한 자궁경부 길이가 조산과 연관성이 있습니다. 다만 경부 길이를 통한 조산 예측은 이전에 조산을 한 적이 없을 때, 즉 첫 번째 임신에서는 예측력이 낮다는 단점이 있습니다.

조산을 예측할 수 있는 효과적인 방법이 없다고 해서 아무것도 할 수 없음을 의미하지는 않습니다. 빈번하고 규칙적인 자궁수축(10분에 1회 이상의 수축이 2~3시간 이상 지속), 질 출혈, 갑작스러운 질 분비물의 증가 등은 조산과 연관이 있으므로 병원에 방문해 진료를 받아야 합니다.

❸ 조산을 예방할 수 있는 방법이 있나요?

이전 임신에서 조기진통 또는 조기양막파수에 의한 자연 조산을 한 경우, 다음 임신의 14~16주부터 프로게스테론 질정 치료로 조산의 재발을 절반 정도로 줄일 수 있다고 알려져 있습니다. 이러한 프로게스테론 질정 치료는 대개 임신 34~37주까지 지속합니다. 자연 조산의 과거력이 있는 임신부에서 프로게스테론 질정 치료를 지속하다가 임신 24주 이전에 경부 길이가 2.5cm 미만으로 짧아졌다면 자궁경부봉합술의 적응증이 됩니다.

이전 임신의 조산이 임신중독증으로 인한 임신부나 태아적응증에 의한 조산이었다면 다음 임신의 12~28주부터 베이비 아스피린 치료를 시작하는 것이 중요합니다. 베이비 아스피린 치료는 임신 36주 또는 분만 시까지 지속합니다.

미국질병관리본부에서 발표한
조산을 줄이기 위한 다섯 가지 전략[10]

첫째, 가임기 여성은 임신 전 상담을 통해 조산과 관련된 위험인자 및 교정 가능한 요인들에 대해서 평가 및 관리한다. 예를 들면 혈압, 당뇨가 있다면 임신 전에 잘 관리하고, 비만과 같이 교정 가능한 원인을 관리하고자 노력해야 하며, 반드시 금연한다.

둘째, 조산의 위험 인자가 있는 임신부에게 조산을 예방하기 위한 효과적인 치료 방법을 제시한다. 예를 들면 자연 조산의 과거력이 있는 임신부에게 프로게스테론을 사용한다.
셋째, 의학적 적응증이 되지 않는 조산을 줄인다.
넷째, 의도하지 않은 임신을 예방하고 임신 사이의 기간을 적절하게 유지한다.
다섯째, (시험관 시도 시) 단일 배아 이식을 선택함으로써 다태 임신을 줄인다.

❹ 첫 번째 임신에서 조산했다면 다음 임신에서도 조산할 확률은 구체적으로 어떻게 되나요?

첫 번째 임신에서 조산했을 때 다음 임신에서도 조산할 확률은 만삭 분만에 비해 3배 높습니다. 또한 첫 번째와 두 번째 임신에서 모두 조산을 했다면 이후 임신에서 3분의 1이 조산을 하는 것으로 알려져 있습니다.[11]

〈표 5〉에 제시된 바와 같이 첫 번째 임신에서 조산을 한 적이 없다면(만삭 분만을 한 경우) 다음 임신에서 조산 확률은 2.2~4.4%에 불과하고, 첫 번째 임신에서 조산을 한 적이 있다면 다음 임신에서 조산 확률이 17.2~18.6%로 증가합니다.

표 5 조산의 과거력 유무에 따른 향후 임신의 조산율[12]

(단위: %)

첫 번째 출산	두 번째 출산	다음 임신에서의 조산율	
		국내 연구	국외 연구
조산(-)		2.2	4.4
조산(+)		18.6	17.2
조산(-)	조산(-)	1.5	2.6
조산(+)	조산(-)	8.3	5.7
조산(-)	조산(+)	26.6	11.1
조산(+)	조산(+)	25.4	28.4

어떠한 상황에서도 절망하기보다는 좋은 쪽으로 생각하려고 노력하라. 그러면 삶의 자신감과 활력을 얻게 될 것이다.

레프 니콜라예비치 톨스토이

『살아갈 날들을 위한 공부』 (위즈덤하우스)

> 내가 만난 임산부 이야기

친정엄마의 마음

그녀는 예뻤다. 작은 얼굴에 차분한 외모의 이 임신부는 일곱 번의 시험관 시술 끝에 결혼 5년 만에 어렵게 아기를 갖고 나와 처음 만났다. 사실 그녀는 1년 전, 임신 15주에 자궁내감염이 동반된 조기 양막파수로 후기 유산*을 한 적이 있었다.

그녀의 임신은 초기부터 조심스럽고 걱정스러운 상태에서 출발했다. 자궁내감염과 관련될 수 있는 질염 검사가 양성으로 나왔고, 자궁경부에 제법 크기가 큰 용종이 발견되기도 했으며, 자궁경부 길이가 경계성으로 짧아지기도 했다. 임신 20주 이전에 질 출혈로 응급실을 여러 번 왔다 갔다 했고 병원에 입원한 일도 두 번 있었다.

임신 24주에도 상황은 마찬가지였다. 상당량의 질 출혈로 입원을 해야 했고, 그녀의 친정어머니는 그녀의 옆에서 눈물을 한가득 머금은 채 자리를 지켰다. 친정어머니가 회진 때마다 나에게 걱정스러운 눈빛을 보내는 것과 대조적으로 그녀는 이 어려운 상황을 늠름하게 잘 견뎠다. 그녀는 다행히 일주일 안에 퇴원할 수 있었다.

이후 외래에서 프로제스테론 질정 치료를 지속하며 한 주 한

---

* 임신 12주 이전의 유산을 초기 유산, 임신 13주에서 20주 사이의 유산을 후기 유산이라고 한다.

주를 버텼다. 친정어머니의 간절한 소원대로 임신 주수는 30주를 넘겼고 나는 만삭 출산을 확신했다. 임신 37주에 진입하면서는 우리의 최고 관심사는 언제 진통이 시작될 것이냐로 바뀌었다.

그녀의 진통은 내가 둘째 아이의 중간고사 끝나는 날에 맞추어 두 딸과 청바지 쇼핑을 약속하고 반차를 낸 날 새벽에 걸렸다. 아침 회진 시 자궁문은 7cm 정도 열려 있었다. 진행이 빠르다면 오전에 분만할 수도 있겠지만, 통상적인 경과를 따른다면 그럴 가능성은 희박했다. 정오에 자궁문이 9cm까지 열렸지만 태아 머리의 하강은 더디게 이루어졌다.

나는 아이들에게 전화해 엄마가 직접 아기를 받아 주어야 할 임신부가 있어서 늦을 것 같다고 말했다. 10년 전이었다면 아이들은 눈물을 흘렸을 것이다. 약속을 지키지 못한 엄마에게 "병원에 산부인과 의사가 엄마 혼자야?" 하고 투덜댔을 것이다. 그러나 이제 두 딸은 바쁜 엄마를 충분히 이해할 나이가 되었다.

그녀는 오후 2시 반에 자연분만을 했다. 엄마를 닮아 눈이 예쁜 아기가 태어나 잘 울었고 우리는 모두 기뻐했다. 아기의 태명은 '찰떡'이라고 했다. 유산이나 조산하지 말고 찰떡처럼 붙어 있으라는 의미라고 남편이 설명했다. 그런데 아기가 찰떡처럼 붙어 있어 만삭에 분만하게 된 것까지는 좋았으나 출산 후 태반까지 찰떡처럼 붙은 유착태반*이 동반되었다. 태반이 다 제거되는 데까지 시간이 오래 걸렸고, 덩달아 자궁수축도 잘 되지 않아 순식간에 출혈량이 많아져 갑자기 의식을 잃었다. 산모의 체구가 작은 탓에** 유착태반 및 자궁 수축부전으로 인한 대량 출혈에 순식간에 쇼크 상태가 된 것이다. 다행히 의식은 금방 돌아왔고 수혈 후 산모의 상태는 곧바로 안정되어 갔다.

    땀에 젖은 수술복을 입고 분만장에서 나온 나는 대기실에서 노심초사하는 친정어머니를 만났다. 긴 시간 마음 졸인 친정어머니에게 분만 시 산후출혈이 많았다는 이야기는 귀에 들어오지 않는 것 같았다. 친정어머니는 나에게 아기를 직접 받아 주어 고맙다는 이야기를 했고 엄마와 쇼핑할 생각에 눈이 빠져라 기다리고 있을 나의 두 딸을 걱정했다. 이런 경우를 모전여전이라고 하는 것일까? 눈에 넣어도 아프지 않다고 생각하며 키운 딸이 어렵게 어머니가 되는 중요한 순간, 집에서 엄마를 기다리고 있을 담당 의사의 딸들에게 진심어린 마음을 보여 준 이 모녀를 만난 일은 내 인생에도 감사의 순간으로 영원히 기억될 것 같다.

---

*   태반이 자궁내막에 단단히 붙어 있어서 분만 후 떨어지지 않는 상태로, 산후출혈의 원인 중 하나다.

** 산모의 작은 체구는 잘 알려진 산후출혈의 위험 인자다. 체구가 작으면 몸에 혈액량이 적어 동일한 양의 출혈에도 민감하게 반응하며 혈압 저하가 발생한다.

세 아이를 떠나보내고 두 아이를 만나기까지

그동안 많은 고위험 임산부를 진료해 왔지만 그녀가 겪은 일은 적어도 수치상으로는(내용적으로도) 최고로 꼽힐 것이다. 자연 임신으로 생긴 세쌍둥이의 임신 경과는 순조롭지 않았다. 임신 22주 5일에 자궁경부 길이가 1.4cm로 감소해 타 병원에서 자궁경부봉합술을 받았고 이후 5일 만에 양수가 터졌으며 6일째에는 조기진통이 생겼다. 이후 발열까지 동반되어 양수내감염이 의심되었고 더 이상 끌기 어려운 상황에서 신생아중환자실 사정으로 본원으로 전원되었다.

분만장 도착 당시 자궁경부는 이미 모두 열린 상태였다. 바로 수술이 진행되었고 세 아기는 각각 500gm이 조금 넘는 초극소 미숙아로 태어났다. 자궁경관무력증은 흔히 양수내감염을 동반하고 이러한 양수내감염은 신생아 감염과 연관되는 일이 빈번하다. 아니나 다를까 산모의 산도에 있던 대장균에 의한 신생아 패혈증이 발생했고 첫째 아기는 혈액에서까지 균이 나오는 전신 패혈증으로 출생 후 5일 만에 사망했다. 둘째와 셋째 아기의 기도(trachea)에서도 동일한 세균이 나왔고 아기들은 중환자실에서 치료를 받다가 안타깝게도 출생 후 각각 18일, 52일째 하늘나라로 갔다. 아기가 자궁 내에서 사망하거나 출생 후 사망하는 일은 겪어 보지 않은 사람은 감히 짐작조차 할 수 없는 깊은 슬픔일 터. 이 부부는 약 두 달 동안 세 명의 아기를 모두 하늘나라로 보내며 참적의 고통을 견뎌야 했다.

내가 그녀를 처음 만난 것은 이 힘든 시기를 버티고 1년 후 단태를 임신한 상태에서였다. 이전의 임신에서 자궁경관무력증이 있었지만 세쌍둥이라는 커다란 변수가 있었기에 나는 자궁경부봉합술 대신 프로게스테론 질정을 이용한 약물 치료를 우선했다. 결국 그녀는 만삭에 예쁜 딸을 낳고서야 이전 임신의 슬픔을 조금이나마 잊을 수 있었다. 출산 후 마지막 진료에서 그녀는 조심스럽게 다음 임신에 대해 물었다. 나는 그저 확률적인 이야기와 함께 가 보지 않은 길은 알기 어렵다는 막연한 설명을 할 수밖에 없었다.

그로부터 또 약 1년이 지난 시점에서 그녀는 다시 임신을 했다. 이번에도 단태 임신이었다. 우리는 만삭 분만을 했던 두 번째 임신과 마찬가지로 이번 임신 역시 순조롭게 진행되기를 바라고 또 바랐다. 그런데 임신 약 20주까지 안정적인 경부 길이를 유지를 하던 그녀에게 또 한 번의 어려움이 닥쳤다. 임신 22주 3일, 자궁경관무력증이 다시 발생했다. 아기의 예상 체중은 또 500gm 남짓이었다. 이번에는 양막이 노출된 상황이기에 자궁경부봉합술을 결정하지 않을 수 없었다. 수술은 매우 힘들었다. 아니 정확히 말하면 수술을 진행하지 못했다. 자궁경부의 앞쪽을 뜨고 뒤를 떠야 하는데 이미 자궁경부가 얇아질 대로 얇아져 있었고 투명한 양막을 통해서 아기의 발바닥이 보였다.

무리한 진행은 수술 중 양막파열과 감염 조장의 가능성이 있었다. 이를 피하기 위해 베타딘 소독약을 통상 수술에 쓰는 양의 10배 정도를 사용했다. 나는 전쟁터에서 싸우는 외로운 전투병 같은 심정이었다. 약 50분이 흘렀다. 더 이상 무리한 수술을 감행한다면 양수내감염이 악화될 수 있으며 아기는 태어나더라도 신생아 패혈증으로 사망할 가능성이 높겠다고 판단하는 순간, 자궁경부 앞쪽에 묶은 실을 풀렀고 수술포를 걷으면서 임신부에게 작전상 일단 후퇴임을 알렸다. 그녀는 그래도 감사하다며 외로운 전투병인 나를 위로해 주었다. 이 상태로 진통만 걸리지 않는다면 며칠, 아니 몇 주를 더 끌 가능성도 있었다.

다음 날 오전 외래를 보고 있는데 병동 전공의에게 연락이 왔다. 진통이 걸렸다는 것이었다. 나의 귀를 의심했지만 사실이었고 오후에 제왕절개수술을 진행했다. 그리고 수술에 들어가기 전 신생아중환자실 담당 교수들을 붙잡고 이 작은 생명을 꼭 살려 달라고 부탁, 아니 애원했다. 아기는 530gm으로 태어났다. 다행히 수술 소견에서 심한 자궁내감염은 없어 보였다. 수술 이후 하루에도 두 번 이상 이 아기의 차트를 확인하면서 경과를 살폈다. 임신 22주 4일, 530gm으로 태어난 이 아기는 221일 동안 입원 치료를 받은 후 신생아중환자실에서 건강하게 퇴원해 엄마의 품으로 갔다.

양수가 터졌어요

　I는 임신 20주에 양수가 터졌다. 사실 양수가 터진 것인지 알지 못했다. 2주 전부터 질 분비물이 증가했지만 인터넷을 찾아 보니 간혹 있는 증상이라고 해 괜찮은 줄 알았다. 그런데 임신 21주에 정밀 초음파를 보러 가서 양수가 거의 없다는 이야기를 들었고, 여러 검사를 통해 양막파수 진단이 내려졌다. 임신 21주는 아기가 살 수 없는 주수라고, 주변에서는 아기를 포기하는 것이 좋겠다고 말했다.

　T는 임신 28주에 양수가 터졌다. 임신 25주에 임신성 당뇨 검사를 받을 때까지만 해도 아무런 문제가 없었는데 예정된 정기 진찰 일 전날 저녁 갑자기 물 같은 분비물이 속옷을 흠뻑 적시고 바지까지 흘러내렸다. 너무 놀라 다니던 병원에 갔더니 양수가 샌 것이 맞다며 대학 병원으로 보내 주었다. 진단은 조기양막파수. 나이가 많지도 않고 기타 위험 인자도 없었다. 당연히 만삭 분만을 기대했는데 왜 이런 일

이 생겼는지 속상하다.

의학적 지식

조기양막파수는 임신 37주 이전에 양수가 터지는 것으로 전체 임신의 약 3%에서 발생한다. 조기양막파수는 조산의 원인 중 하나로 조기진통(45%)에 이어 두 번째(25%) 원인을 차지한다.[1] 조기양막파수와 관련된 위험 인자로 조산과 자궁경부봉합술의 과거력, 다태 임신, 흡연, 임신 2삼분기 질 출혈 등이 있다.[2] 하지만 대부분의 조기양막파수는 위험 인자가 없는 임신부에게서 발생한다.

양막파수는 발생 시기가 매우 중요하다. 양수가 임신 34주 이후에 터졌다면 크게 고민할 것이 없다. 태아가 어느 정도 성장한 시기이므로 임신 기간을 억지로 연장시키려는 치료보다 분만을 서두르는 쪽으로 결정하는 것이 일반적이다. 임신 기간을 늘렸을 때의 장점보다 양수가 터진 상황에서 생길 수 있는 자궁내감염의 위험도가 높기 때문이다. 반면 임신 34주 이전에 양수가 터지면 가급적 임신 기간을 연장하기 위한 보존적 치료를 하게 되는데 가장 중요한 약제는 자궁내감염을 예방하기 위한 항생제다. 한편, 임신 24주 이전에 양수가 터지는 사례를 '태아 생존 능력 이전의 조기양막파수'로 정의하며, 이렇게 이른 주수에 양수가 터지면 태아의 폐가 미성숙할 수 있어 더욱 고위험 임신이 된다.

꼼꼼하게 짚어 보는
Q&A

❶ 양수는 왜 터지는 건가요?

명백히 밝혀지지는 않았지만 약 30~40%가 자궁내감염이 원인이 되어 양수가 터진다고 알려져 있습니다. 기타 이유로는 자궁이 많이 늘어나는 상황, 예를 들어 다태 임신이나 양수과다증도 양수가 일찍 터질 수 있는 요인으로 작용합니다.

❷ 자궁내감염은 왜 생기나요?

자궁내감염의 경로는 대부분 질염의 상행감염에 의해서 발생한다고 추정하고 있습니다. 하지만 질염이 있다고 해서 모두 상행감염으로 자궁내감염이 생기지는 않습니다. 어떤 사람에게서는 생기고 어떤 사람에게서는 생기지 않는데 그 이유는 아직 의학적으로 정확히 밝혀져 있지 않습니다. 다만 임신부가 무엇인가를 잘못해서 양수가 터진 것은 아니라는 점은 명백합니다.

❸ 양수가 터지면 어떤 치료를 받게 되나요?

먼저 자궁내감염을 예방하기 위해 예방적 목적의 항생제 치료를 받습니다. 또한 빈번하고 규칙적인 자궁수축이 동반된다면 자궁수축 억제제를 투여받을 수도 있습니다. 분만이 임박한 상황에서는 태아의 폐 성숙을 촉진시키기 위한 폐 성숙 주사를 맞게 됩니다. 또한 임신부의 주기적인 혈액 검사를 통해서 자궁내감염이 의심되는지 아닌지를 체크합니다.

④ 임신 기간을 언제까지 연장할 수 있을까요?

이는 상황에 따라 매우 다릅니다. 예를 들어 어떤 경우는 양수가 터진 후 하루이틀 만에 진통이 걸려 분만을 하고 어떤 경우는 한 달, 심지어 두 달 이상을 끌기도 합니다. 평균적으로는 양수가 터진 임신부 중 40%가 일주일 이내에 진통이 걸리는데 일주일을 넘긴다면 그다음 일주일을 또 넘길 확률이 증가될 수 있습니다.

임신부의 혈액 검사 소견에서 자궁내감염(또는 염증)이 의심된다면 신속하게 분만하고 아기는 출생 후 신생아중환자실에서 감염증에 대한 치료를 받는 것이 중요합니다. 자궁내감염이 심했던 아기는 신생아중환자실에서 여러 합병증으로 고비를 넘길 가능성이 있고 장기적으로 뇌성마비와 같은 신경학적 발달 이상의 위험도가 증가할 수 있습니다.[3] 따라서 무조건 시간을 끈다고 좋은 것이 아닙니다.

⑤ 양수가 터져 출산하게 되면 아기는 인큐베이터에 들어가나요?

이른 주수에 양수가 터지면 폐의 미성숙으로 출생 후 자발 호흡이 어려울 수 있어 이에 대한 인공호흡기 치료가 필요합니다. 아기가 인큐베이터에 들어가느냐 마느냐가 중요하다기보다, 아기의 폐가 어느 정도 버텨 주는지, 또한 자궁내감염이 심한지 등의 요인들이 신생아 치료 기간 및 예후와 직접적으로 관계됩니다.

> 아무것도 바꿀 수 없다면 왜 걱정하는가? 뭔가를 바꿀 수 있다면 왜 걱정하는가?
>
> 티베트 격언

내가 만난 임산부 이야기

이야기를 만들어 주셔서 감사합니다

이른 주수에 양수가 터지면 헤쳐 나가야 할 장애물이 많다. 고위험 병실에서 모니터*를 달고 하루하루 버티는 임신부들을 보면 역시 모성은 위대하다는 생각이 든다.

걱정에 휩싸여 조바심을 내는 임신부에게는 냉정하게 "걱정한

---

* 태아의 심박동 이상과 자궁수축 정도를 파악하기 위해 탐촉자를 임신부의 복부에 대는 장치다.

다고 달라질 게 없어요"라고 말한다. "지나친 걱정은 자궁수축을 유발할 수도 있어요"라고 겁을 주기도, "이제 하루를 버텼으니 뱃속 아기의 생존율은 2% 증가한 거예요"라고 어르고 달래기도 한다. 양수가 없는 상황에서도 태아의 성장과 움직임이 좋다면 희망이 없는 것은 아니다. 태아의 예상 체중이 700gm인 임신부에게는 비슷한 상황에서 400~500gm인 아기가 태어나기도 한다고 말하며, 예상 체중이 1kg을 찍으면 이제 양반이 되어 간다고 농담을 건넨다.

그녀는 임신 20주에 외래로 왔다. 처음에는 양수가 터졌는지 명확하지 않았고, 타 병원에서 양수가 거의 없어 태아 신장에 문제가 있을 수 있다는 이야기를 들었다고 했다. 양수가 없으면 초음파가 잘 보이지 않기 때문에 우리는 태아 MRI*를 찍어 아기의 양측 신장이 온전함을 확인했다. 이제 양수가 터진 것이 확실해졌다.

예방적 목적의 항생제 치료를 지속했고 임신부의 주기적인 혈액 검사를 통해서 자궁내감염 여부를 배제하며 한 주, 또 한 주를 보냈다. 그랬더니 어느새 계절이 바뀌어 겨울이 지나고 봄이 왔다. 긴 입원 기간, 이 성격 좋은 임신부 옆에 성격 좋은 남편의 사려 깊은 지지가 있었다. 아기는 32주 5일에 1.93kg으로 태어났다. 고위험 병실에서 세 달을 버틴 것이다. 신생아의 체중은 안정권이라고 할 수 있었지만 양수가 거의 없던 엄마의 자궁에서 성장한 만큼 아기의 폐가

---

* 임신한 상태에서 태아의 특정 장기의 이상 유무를 알기 위해 MRI를 시행하기도 한다.

매우 좋지 않았다. 신생아중환자실에서의 치료 과정에서 인공호흡기 단계는 한없이 올라갔고 아기의 상태가 고비를 넘기고 있는 불안한 상황 속에서도 산모와 남편은 그동안 임신을 유지할 수 있도록 도와주어 감사하다고 인사했다. 아기를 믿어 보겠다는 말과 함께.

감사와 신뢰로 뭉친 부부와 나의 기도가 아기에게 잘 전달되었는지 아기는 생후 8일째가 되던 날 작은 흉곽 양측에 무섭게 꽂혀 있던 흉관*을 뺐고 생후 9일째에 인공호흡기 치료를 졸업하며 자발호흡을 하게 되었다. 아기는 출생 후 38일째에 2.8kg으로 건강하게 퇴원했다.

임신과 출산은 길을 모르는 여정과 같다. 갑작스러운 이른 조기양막파수의 경과를 정확히 예견할 수 있는 사람은 아무도 없다. 그러나 길이 아예 없는 산행 길은 아니다. 내 앞에 많은 사람이 그 길을 지나갔다. 이 여정에는 그동안의 의학 발전이 이룬 많은 표지판이 함께한다.

지난 20년 동안 나는 조기양막파수와 관련해 더 좋은 산행 길을 찾아내기 위한 연구들을 진행해 왔고 논문으로 발표했다. 그중 하나가 2010년부터 2020년까지 삼성서울병원 산부인과에 입원한 1,460명의 고위험 임신부를 대상으로 한 질내 세균의 변화에 대한 연구로, 질내 세균 중 항생제로 치료되지 않은 내성균의 분율이 증가

---

*   기흉 발생 시 흉곽에 꽂는 고무관의 일종이다.

하고 있다는 사실을 밝힌 것이다.[4] 임신 중 일부 질내 세균은 상행감염을 통해 자궁내감염의 원인균으로 작용할 수 있다. 연구 결과, 고위험 임신부에서 질내 세균 중 내성균은 자궁경부봉합술을 시행받았거나 양막파수 전 항생제 치료를 받았을 때 의미 있게 증가했고 출생한 신생아의 패혈증과 직접적으로 관련되었다. 결론적으로 이 연구는 자궁경부봉합술과 항생제 사용에 신중해야 한다는 사실을 알려 주는 일종의 표지판이 되었다.

　　이 산모를 진료하던 즈음에 김지수의 『이어령의 마지막 수업』(열림원)을 읽었다. 가장 기억이 남은 부분은 "가장 부유한 삶은 이야기가 있는 삶"이라는 문구였다. 병원에서 의사의 회진 시간은 짧다. 이 산모에 대한 나의 80일간의 회진은 가늘지만 길었다. 어느 날 회진 시간에, 조기양막파수로 입원해서 누워 있어야 했던 길고 긴 기간이 나중에는 '이야기'가 될 것이라고 말해 주었다. 그녀는 내 마음에 화답하듯 퇴원하며 이런 편지를 남겼다. "이야기를 만들어 주신 교수님, 간호사 선생님들, 그리고 묵묵히 손발이 되어 주신 모든 분께 다시 한 번 깊이 감사의 마음을 전합니다."

배가 뭉쳐요

O는 임신 21주에 발생한 배뭉침 증상으로 개인 병원에 2주간 입원했다. '라보파'라는 자궁수축 억제제 주사를 맞았는데 가슴이 두근거리고 숨찬 증상이 생겼다. 게다가 경부 길이가 3.3cm에서 2.8cm로 짧아졌다며 자궁경부봉합술이 필요할지도 모른다는 말을 들었다. 이러다가 조산하는 것이 아닌가 싶다.

의학적 지식

조기진통은 조산의 가장 주된 원인으로 45% 정도를 차지한다.[1] 2012년부터 2018년까지 삼성서울병원에서 임신 32주 이전 조산을 대상으로 한 연구(산모 697명 대상)에 따르면 조산의 원인으로 조기진통은 41.1%, 조기양막파수는 32.0%를 차지했다.[2]

조기양막파수와 달리 조기진통은 진단하기 어렵다는 단점이 있다. 배가 뭉치고 자궁수축이 동반되는 조기진통의 증상으로 입원한 임신부들 중 적어도 50% 이상은 만삭에 분만하고,[3] 일주일 이내에 조산하는 사례는 약 12%다.[4] 조기진통으로 입원해도 실제 조산으로 이어지지 않을 가능성이 높다는 이야기다. 특히 자궁수축이 있다고 하더라도 경부 길이가 3cm 이상으로 측정되면 37주 이전에 조산할 확률은 5% 미만이며[5] 자궁수축의 빈도와 무관하게 진정한 조기진통의 가능성이 매우 감소한다.[6]

조기진통의 진단에 가장 중요한 것은 자궁경부의 변화를 동반한 규칙적인 자궁수축이다. 자궁경부의 변화가 없다면 진정한 조기진통의 가능성이 떨어지고 자궁이 늘어나면서 발생하는 생리적인 자궁수축 현상에 불과하기에 조산으로 이어질 가능성이 낮다.

꼼꼼하게 짚어 보는
Q&A

❶ 배가 뭉쳐요. 괜찮은 걸까요?

자궁은 아기가 커지면서 늘어나기 때문에 임신의 후반으로 갈수록 불규칙적인 수축이 생리적으로 증가합니다. 자궁은 심장처럼 주로 근육층으로 되어 있고 근육은 수축하려는 기본 성질이 있어 임신 주수에 따라 늘어나는 변화에 대응하는 생리적인 자궁수축이 발생합니다. 조산과 연결될 수 있는 유의미한 자궁수축은 빈번하고 규칙적이거나 질 출혈이 동반되었을 때입니다. 결론적으로 이런 증상이 함께 나타나지 않는 한 괜찮을 가능성이 높습니다.

❷ 조기진통은 왜 생기는 걸까요?

조기진통의 발생 원인은 대부분 정확히 알 수 없지만, 자궁내 감염, 자궁의 과신전(overdistension),* 자궁탈락막의 변화** 등이 관여하는 것으로 알려져 있습니다. 예를 들어 단태 임신보다 다태 임신에서 조기진통이 더 빈번한 이유는 자궁의 과신전 때문입니다. 또한 자궁내(양수내)감염은 조기진통의 원인 중 가장 중요한 요인으로 꼽힙니다. 이는 양수내에서 세균이 자라거나 염증 반응이 증가되는 상태인데, 조기진통으로 입원했다가 조산했을 때 양수내감염이 내재될 확률은 약 20%입니다.[7]

❸ 자궁수축 억제제에 부작용은 없나요?

세상에 부작용이 없는 약은 없습니다. 자궁수축 억제제도 예외는 아닙니다. 자궁수축 억제제로 가장 많이 사용되는 라보파는 임신부의 맥박을 상승시키는 효과가 있어 숨이 차거나 가슴 두근거림

---

* 자궁이 임신 주수에 비해 많이 늘어난 상태로 양수과다증, 다태 임신 등에서 발생한다.
** 대부분 탈락막에 생화학적 변화가 생기면서 진통이 시작된다.

및 손 떨림 등이 발생할 수 있습니다. 또한 3~9% 정도에서는 폐부종이 생길 수 있고[8] 특히 다태 임신에서는 그 위험도가 13%까지도 높아질 수 있습니다.[9] 따라서 자궁수축 억제제의 사용은 약제 사용에 따른 득과 실을 따져서 신중히 결정해야 합니다.

아달라트는 칼슘통로차단제로서 혈압 약으로 사용되는 약물입니다. 아달라트의 부작용으로는 두통이 흔하고(20%) 간 수치가 상승하기도 합니다.[10] 기본적으로 이 약은 혈압 약이기 때문에 정상 혈압인 임신부에서는 자궁으로 가는 혈류량을 감소시킴으로써 태아에게 영향을 끼칠 수 있습니다. 따라서 마른 임신부나 혈압이 낮은 임신부에게는 이러한 부작용이 나타낼 수 있으므로 조기진통을 조절하기 위한 유지 요법으로의 사용은 권장되지 않습니다.[11]

❹ 자궁수축 억제제를 37주까지 쓰면 안 되나요?

일반적으로 자궁수축 억제제의 장기간 사용은 권장되지 않습니다. 미국을 포함한 국제적인 지침에 따르면 자궁수축 억제제는 임신 34주 이전에 조산의 가능성이 높을 시, 태아의 폐 성숙을 촉진하기 위한 스테로이드 치료 시간을 벌기 위해 또는 3차 병원으로 이송하기 위해 단기간(48시간) 사용할 것을 권하고 있습니다.

장기 사용을 권하지 않는 이유는 여러 연구에서 현재 사용되는 모든 종류의 자궁수축 억제제(라보파, 아달라트, 황산마그네슘 등)의 지속적인 사용이 결과적으로 조산을 예방하고 신생아의 예후를

향상하는 데 효과적이지 않았기 때문입니다.[12]

특히 최근 국내외의 역학 연구에서 라보파 계열의 약제가 태아 측 부작용으로 임신 중 장기간 노출되면 출생아의 자폐증에 영향을 미칠 수 있다고 발표되어 이 약제를 오랜 기간(대개는 2주 이상) 사용하는 것에 대해서는 신중해야 합니다.[13]

❺ 조산 확률은 어느 정도인지요?

조기진통으로 입원해 자궁수축 억제제 치료를 받았을 때, 실제로 조산할 확률은 임신부의 증상과 특성에 따라 다릅니다. 예를 들어 질 출혈을 동반했거나, 임신부 혈액 내 염증 수치가 상승했거나, 경부 길이가 많이 짧아졌거나, 다태 임신을 했다면 실제 조산 확률이 증가할 수 있고 반대라면 조산 가능성이 감소합니다.

조기진통 임신부에서 경부 길이에 따른 실제 조산율에 대한 연구들은 대상자의 선정 기준에 따라 결과가 약간씩 차이가 있습니다. 지금까지 연구 중 가장 많은 수(총 510명)를 대상으로 한 연구에 따르면 〈그림 6〉에서 보는 바와 같이 경부 길이가 5mm 미만일 때 일주일 이내에 조산할 가능성이 약 80%였지만, 11~15mm 사이에는 약 29.8%로 감소했고 15mm 이상은 실제로 조산할 가능성이 매우 낮았습니다. 두 번째 대규모(총 359명) 연구에서는 15mm 미만이면 일주일 이내에 조산할 가능성이 약 21%, 30mm 미만이면 약 11%로 보고되었습니다.[14]

그림 6 조기진통으로 입원한 단태 임신부의 자궁경부 길이에 따른 조산율[15]

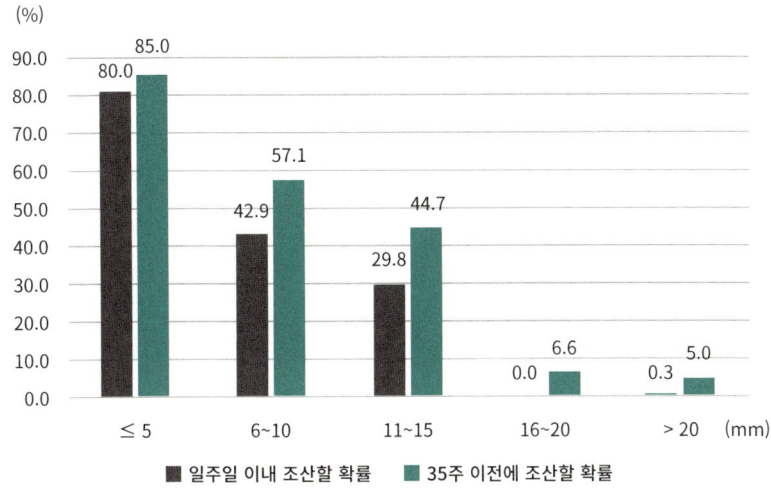

현재에 살아야 한다. 현재야말로 진정으로 우리에게 속한 전부이다.

레프 니콜라예비치 톨스토이

『살아갈 날들을 위한 공부』 (위즈덤하우스)

> 내가 만난 임산부 이야기

자궁수축 억제제가 항상 필요한 것은 아니다

O는 임신 23주에 삼성서울병원으로 전원되었다. 입원 후 이틀 정도 모니터하며 경과를 살펴보았지만 다행히 빈번하고 규칙적인 자궁수축은 없어 퇴원했다. 2.8cm는 짧은 자궁경부 길이의 정의에 해당되지도 않을뿐더러 조산의 과거력 없이 자궁경부 길이가 짧아진 경우의 1차 치료는 프로게스테론 질정 투여이기에 자궁경부 봉합술은 시행하지 않았다. 임신 25주 측정한 경부 길이도 여전히 2.7cm로 변화가 없었다. 임신 27주에는 경부 길이가 1.6cm로 짧아졌다. 하지만 규칙적인 자궁수축이 동반되지 않았고 임신부의 자각 증상이나 질 출혈이 없어 입원 또는 자궁수축 억제제의 투여가 필요하지 않았다.

최근 이상하게 경부 길이에 집착하는 임신부가 많아지고 있다. 이럴 때 나는 임신부에게 아기의 머리 크기와 연관 지어 설명해 준다. 임신 27주, 아기의 머리 크기가 7cm라면 이 머리가 산도를 통과하기 위해서는 자궁문이 7cm 열려야 한다고, 자궁문이 7cm 열리는 것이 초산부에게 얼마나 아픈 일인지 아냐고, 이는 진통의 후반이라고 말한다. 짧은 경부 길이와 연관되어 아기가 나오는 경우는 머리 크기가 매우 작은 임신 20주 전후(늦어도 24주 이전)에나 발생하는 일이다. 간혹 경부 길이가 짧다며 임신 기간에 주로 누워 지내는 임신부도 있는데, 이는 혈액순환에 좋지 않다. 임신하면 혈액순환이 더뎌지고 혈전* 발생률이 4배 증가하는데, 누워 지내면 혈전 발생의 위험이 더 높아져 위험할 수 있다. 임신 28주 이후부터는 경부 길이로 조산을 예측하는 일 자체가 의미가 없어지는 주수가 된다. 중요한 것은 임신부의 증상이다. 실제로 자궁문이 벌어지면 대부분 질 출혈 증상이 동반된다.

    O는 이후 간헐적인 자궁수축이 있었지만 생리적인 자궁수축에 불과했다. 그녀는 임신 39주 6일에 자연분만으로 3kg의 아기를 출산했다. 5분 간격으로 매우 아픈 진통이 이어져 내원했는데 당시 경부는 2cm 정도밖에 열려 있지 않았다. 그녀의 자궁경부가 7cm까지 열리는 데는 6시간이 걸렸다.

---

*   혈관에서 혈액이 응고하는 현상을 말한다.

네 번째 당부:
임신 합병증이
생겼다면

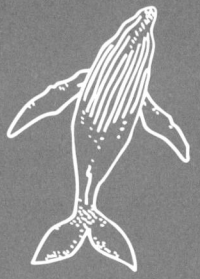

임신성 당뇨를 진단받았어요

F는 임신성 당뇨 선별 검사에서 수치가 높아 확진 검사를 해야 한다는 연락을 받았다. 확진은 아니라고 했지만 기분이 좋지 않았다. 당뇨의 가족력도 없고 체중이 많이 나가지도 않는데 왜 당뇨 수치가 높게 나왔을까? 최근에 단 음식을 많이 먹어서 그런 걸까?

M은 첫 번째 임신에서 임신성 당뇨가 있었다. 당시 인슐린을 사용했고 혈당 조절이 잘 되지 않았다. 출산 후에는 당뇨 검사를 하지 않았다. 임신 전 건강검진에서 공복 혈당이 높은 편이라고 이야기를 들었지만 따로 병원을 방문하거나 혈당 조절을 하지는 않았다. 둘째를 임신해 방문한 개인 병원에서도 임신 초기에 당뇨 검사를 권유받지 않았고 임신 24주가 되어서야 임신성 당뇨에 대한 선별 검사를 했다. 수치는 230mg/dl였다.

의학적 지식

임신성 당뇨는 매우 흔한 임신 합병증이다. 최근 보고에 따르면 전 세계적인 빈도는 14~16.5%다. 우리나라의 임신성 당뇨 유병률은 1990년대에는 1.7~3.9%였으나 매년 증가해 2011년에는 9.5%,[1] 2012~2017년에는 11.1%였다.[2] 적어도 10명 중 1명의 임신부는 임신 기간에 당뇨병을 진단받는 것이다. 이처럼 임신성 당뇨가 증가하는 이유는 비만 인구 및 임신부 나이의 증가와 직접적으로 연관된다.

임신성 당뇨가 있으면 태아가 커질 수 있고 제왕절개수술률이 높아진다는 사실은 대부분의 임신부가 알고 있다. 그러나 이외에도 임신성 당뇨는 아기와 임신부에게 다양한 영향을 끼친다. 거대아 출생뿐만 아니라 양수과다증, 태아 사망, 신생아호흡곤란증후군, 신생아저혈당 등과 연관되며 장기적으로 출생아의 소아 당뇨 위험성을 높인다. 또한 임신부에게 임신중독증과 같은 고혈압성 질환, 감염 위험도가 증가한다.

그러나 중요한 점은 임신 중 혈당을 잘 관리하면 임신성 당뇨의 위험도를 충분히 감소시킬 수 있다는 것이다. 내 경험으로는 임신성 당뇨를 진단받은 우리나라 임신부들은 혈당 관리를 잘하는 사례가 대부분이었다(오히려 과하다 싶을 정도로 관리하는 임신부도 더러 있었다). 잘 관리된 당뇨는 태아와 임신부에게 미치는 합병증의 빈도를 현저히 감소시킬 수 있다.

2006년부터 2015년까지 삼성서울병원에서는 임신성 당뇨 진단 후 당뇨 교육을 받고 혈당 조절을 한 임신부 782명을 대상*으로 연구를 진행했다.³ 그 결과, 4kg 이상의 거대아의 빈도는 4.2%였고, 신생아중환자실 입원은 2.9%, 신생아저혈당은 1.9%, 신생아호흡곤란증후군은 0.5%에서 발생해 신생아 관련 합병증의 빈도는 비교적 낮은 편이었고, 분만 시 가장 우려되는 견갑난산**의 빈도는 0.3%였다. 이는 적절한 당뇨 교육과 혈당 관리로 임신성 당뇨와 관련한 주요 합병증 발생률을 상당히 낮출 수 있음을 시사한다.

　　임신 중 당뇨는 대부분 임신성 당뇨지만 약 10%는 임신 전 당뇨(진성 당뇨)가 있던 경우다.⁴ 대한당뇨병학회지에 발표된 2016년부터 2018년 동안의 우리나라 국가 데이터를 이용한 연구에 따르면 우리나라 여성에서 임신 전 당뇨의 유병률 빈도는 30~39세가 2.7%였고 40~49세는 3.5%였다.⁵

　　간혹 임신 전부터 당뇨가 있었는지 임신 후에 발생했는지 구분하기 어려울 때가 있다. 공복 혈당이 126mg/dl 이상이거나 당화혈색소가 6.5% 이상이거나 식사와 무관하게 혈당이 200mg/dl를 넘어간다면 임신 전 당뇨일 가능성이 높다.

*　　조산은 그 자체로 신생아중환자실 입원을 요하기 때문에 이 연구에서는 만삭에 분만한 산모만을 대상으로 했으며, 임신 전 당뇨가 있던 경우는 제외했다.

**　　태아의 머리가 나온 후 어깨가 잘 빠져나오지 않는 상황을 말한다. 거대아이거나 임신부에게 당뇨가 있을 때 증가되는 출산 합병증이다.

전형적인 임신성 당뇨만으로는 태아 기형의 위험도가 증가하지 않는다. 그러나 임신 전부터 당뇨가 있던 경우 임신 초기에 혈당이 잘 조절이 되지 않으면 태아가 고혈당에 노출되어 태아 기형의 위험도가 높아진다. 〈표 6〉에서 보는 바와 같이 임신 1삼분기에 당화혈색소가 6% 미만이면 주요 태아 기형의 빈도가 3%인 반면, 9.0~9.9%일 때에는 11%까지 증가한다. 혈당 조절이 잘 되지 않았을 때 주로 증가하는 태아 기형으로는 심장병(3.46배), 중추신경계 질환(2.54배), 신장 질환(1.73배), 구순열(1.89배), 구개열(1.75배) 등이 있다.[6]

미국당뇨병학회에서는 당뇨가 있는 여성에게 혈당 조절의 필요성을 알리고, 태아 기형, 임신중독증, 조산 등의 합병증을 줄이기

표 6 임신 1삼분기의 당화혈색소 수치에 따른 주요 태아 기형의 빈도[7]

(단위: %)

당화혈색소	주요 태아 기형의 빈도
< 6	3
6.0~6.9	5
7.0~7.9	7
8.0~8.9	7
9.0~9.9	11

위해 당화혈색소를 6.5% 미만으로 낮추기를 권하는 임신 전 상담의 중요성을 강조한다. 또한 두 달 간격으로 당화혈색소 검사를 할 것을 권한다.[8] 연구에 따르면 당화혈색소 수치가 1% 낮아질수록 주된 태아 기형의 빈도가 30% 감소한다.[9] 따라서 임신 전 당뇨가 있거나 당뇨 전 단계 진단을 받은 적이 있다면 반드시 혈당 조절을 하고 임신을 하는 것이 바람직하다.

꼼꼼하게 짚어 보는
Q&A

❶ 소변에 당이 빠졌다고 하는데 임신성 당뇨 아닌가요?

아닙니다. 임신 중에는 생리적인 신장의 변화(신장에서 당의 재흡수 감소 등)로 소변으로 당이 빠져나가는 일이 약 6분의 1에서 발생합니다. 임신성 당뇨는 혈액에서의 당 수치, 즉 혈당이 높은 경우로 정의합니다. 소변으로 당이 빠져나가지만 혈당이 정상이라면 임신성 당뇨가 아닙니다. 물론 임신 중 소변에 당이 지속적으로 검출된다면 혈당 검사를 이른 시기에 진행해 당뇨의 동반 유무를 미리 확인하는 것이 좋습니다.

❷ 임신성 당뇨 검사를 일찍 받는 것이 좋을까요?

통상적으로 임신성 당뇨 검사는 임신 24~28주 사이에 진행됩니다. 그러나 다음 항목에 해당된다면 가급적 임신 초기에 검사받기를 권합니다.[10] 임신성 당뇨가 아니라 임신 전 당뇨일 가능성이 있고 그렇다면 임신 초기부터 혈당 관리를 철저히 해 태아 기형의 위험도를 줄여야 하기 때문입니다.

- 이전 임신에서의 임신성 당뇨 진단
- 이전 분만에서 4kg 이상의 신생아 출산
- 당뇨의 가족력(제2형 당뇨)
- 소변으로 당이 지속적으로 빠지는 경우
- 심한 비만
- 임신 전 내당능장애의 진단 또는 공복 혈당 상승의 과거력

❸ 임신성 당뇨 선별 검사에서 양성으로 나왔어요. 확진 검사에서 실제로 당뇨로 진단받을 확률은 어느 정도일까요?

임신성 당뇨 선별 검사는 50gm 당부하 검사를 통해서 이루어집니다. 선별 검사에서 양성*으로 나왔을 때 100gm 당부하 검사(확

---

*   140mg/dl 이상을 기준으로 하나 당뇨에 대한 위험 인자가 있을 때는 130mg/dl를 기준으로 하기도 한다.

그림 7 50gm 당부하 선별 검사 수치에 따라 100gm 당부하 확진 검사에서 임신성 당뇨로 확진될 확률[11]

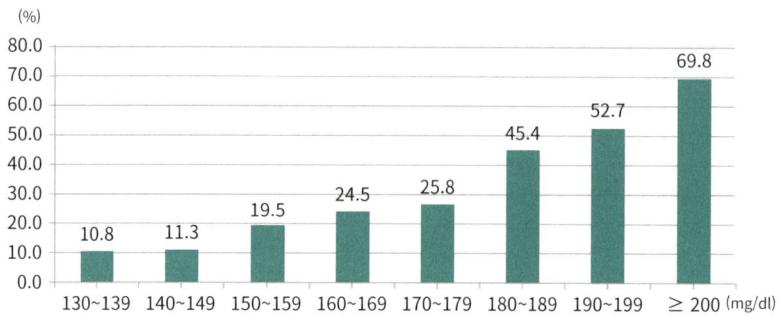

진 검사)를 통해 임신성 당뇨로 확진될 확률은 약 20%입니다. 선별 검사의 수치가 높을수록 실제로 임신성 당뇨가 진단될 확률이 증가합니다.

선별 검사에서 130mg/dl 이상이 나온 2,457명을 대상으로 삼성서울병원에서 진행한 연구에 따르면 실제로 임신성 당뇨로 진단될 확률은 〈그림 7〉과 같았습니다.[12] 예를 들어 선별 검사에서 145mg/dl가 나왔다면 확진 검사에서 실제 임신성 당뇨가 있는 것으로 나올 확률은 약 11%인 반면, 선별 검사에서 185 mg/dl가 나왔다면 확진 검사에서 당뇨로 진단될 확률이 약 45%라는 것입니다.

한편, 임신성 당뇨 선별 검사의 수치가 매우 높게 나왔다면 확진 검사 없이 바로 임신성 당뇨로 진단되기도 합니다. 앞선 연구에서 선별 검사 결과 217mg/dl 이상이 나온 임신부는 임신성 당뇨로 100% 진단되었는데 이는 미국에서 시행된 연구[13]에서 제시된 수치(216mg/dl 이상이면 100% 당뇨로 진단)와 거의 동일한 결과였습니다.

❹ 임신성 당뇨의 진단 과정은 어떻게 되나요?

임신성 당뇨를 진단하는 방법에는 2단계 검사법과 1단계 검사법 두 가지가 있습니다. 2단계 검사법은 공복과 무관하게 50gm 경구 당부하 검사(선별 검사)를 먼저 시행하고 혈당이 140mg/dl 이상이면 공복 후 100gm 경구 당부하 검사를 하는 방법입니다. 1단계 검사법은 공복 후 75gm 경구 당부하 검사를 합니다. 1단계 검사법은 검사가 한 번에 끝난다는 장점이 있지만 모든 임신부가 공복 후 검사를 받아야 하는 현실적인 어려움이 있고, 진단 기준이 100gm 경구 당부하 검사보다 낮아 더 많은 사람이 임신성 당뇨로 진단될 수 있습니다. 실제로 미국의 한 연구에 따르면 75gm 경구 당부하 검사를 시행했을 때 임신성 당뇨의 유병률이 6~7%에서 18%로 3배 가까이 증가했습니다. 우리나라는 아직까지 2단계 검사법을 시행하는 병원이 더 많습니다.

검사 방법에 따른 진단 기준은 100gm 경구 당부하 검사의 경우 〈표 7〉에 제시된 4개의 수치 중 2개가 높을 때, 75gm 경구 당부하 검사는 3개의 수치 중 1개만 높을 때 임신성 당뇨로 진단합니다.

표 7   임신성 당뇨의 진단 기준[14]

	100gm 경구 당부하 검사		75gm 경구 당부하 검사
	카펜터-쿠스탄 기준	미국당뇨병연구회 기준	
공복 혈당	95mg/dl 이상	105mg/dl 이상	92mg/dl 이상
식후 1시간	180mg/dl 이상	190mg/dl 이상	180mg/dl 이상
식후 2시간	155mg/dl 이상	165mg/dl 이상	153mg/dl 이상
식후 3시간	140mg/dl 이상	145mg/dl 이상	

❺ 임신성 당뇨를 확진받았어요. 혈당 조절의 목표치는 어떻게 되나요?

임신성 당뇨의 혈당 조절 목표치는 공복 혈당이 95mg/dl 이하, 식후 1시간은 140mg/dl 이하입니다. 식후 2시간은 120mg/dl 이하를 목표로 합니다.

일반적으로 임신성 당뇨가 동반되었을 때, 아기는 주수에 비해 커지는 경우가 더 많지만, 마른 체형의 임신부 또는 오래 지속된 진성 당뇨에서는 오히려 태아의 성장이 늦기도 합니다. 초음파에서 태아의 성장이 더디거나 태아의 복부 둘레가 주수에 비해 작다면 혈

당 조절을 다소 완화하는 것이 도움이 된다고 보고되었습니다.[15]

❻ 인슐린 주사를 맞을 확률은 얼마나 되나요? 주사를 맞으면 출산 후에도 당뇨가 되나요?

임신성 당뇨는 식사와 운동만으로도 조절이 잘 되는 사례가 3분의 2 이상이고, 인슐린 치료가 필요한 임신부는 약 30% 정도입니다. 공복 혈당이 높다면 인슐린 주사를 맞을 가능성이 증가합니다.

인슐린 주사를 맞는다고 해서 출산 후 당뇨가 되지는 않습니다. 다만 인슐린 주사가 필요하다면 그만큼 상대적으로 심한 당뇨임을 의미하고, 따라서 장기적으로 당뇨가 될 가능성이 큽니다.

❼ 임신 중 주의 사항에는 무엇이 있을까요?

혈당 관리와 정기적인 산부인과 방문이 중요합니다. 임신성 당뇨의 위험성은 임신 후반기로 갈수록 증가합니다. 기본적으로 자궁의 아기는 건강할 때 많이 움직이며 이때 임신부가 태동을 많이 느끼게 됩니다. 임신부의 혈당 조절이 잘 되지 않는다면 간혹 아기의 건강 상태가 위험해질 수 있고 임신부가 느끼는 태동 또한 감소할 수 있습니다. 따라서 임신 후반기에 의미 있는 태동 감소(태동이 절반 이하로 줄어드는 경우)가 느껴진다면 바로 병원에 가서 아기의 상태를 확인해야 합니다.

❽ 첫 번째 임신에서 임신성 당뇨가 있었는데 다음 임신에서 또 임신성 당뇨가 생길 확률은 어느 정도인가요?

첫 번째 임신에서 임신성 당뇨가 있었을 때, 다음 임신에서의 재발률은 약 30~40%로 알려져 있습니다. 임신부의 높은 연령, 임신 전 과체중, 임신 중 체중 증가, 출산 후 높은 공복 혈당 등에 해당하면 재발률이 증가하고 그 반대에는 감소합니다.

❾ 두 번째 임신에서 재발률을 낮출 수 있는 방법이 있을까요?

체중을 감량하면 됩니다. 연구에 따르면 임신 전 체질량 지수가 25g/m² 이상이었을 때, 출산 후 체중 조절을 통해 체질량 지수를 2단위 감소시키면(예: 26kg/m² → 24kg/m²), 체질량 지수의 변화가 없을 때보다 재발률이 4분의 1로 감소합니다. 반대로 두 번째 임신에서 체질량 지수가 2단위 증가하면(예: 26kg/m² → 28kg/m²) 재발률이 2배 이상 증가합니다.[16]

어른이라면 인생에서 힘든 일이 생기지 않기를 기도하는 것보다 혹시 힘든 일이 생겨도 잘 이겨내기를 바라는 편이 훨씬 현명하다는 것을 알고 있다.

김은령 『밥보다 책』 (책밥상)

> 내가 만난 임산부 이야기

당뇨와 비만의 연결 고리

　U는 서른넷의 초산부였다. 임신 전 체중이 72kg, 임신 전 체질량 지수는 약 28kg/m²로 임신 16주에 처음 진료실에서 만났다. 소변 검사에서 당이 검출되었고 체질량 지수도 높은 편이던 터라 첫 방문에서 임신성 당뇨 선별 검사를 시행했다. 검사 결과 159mg/dl로 높게 나와 확진 검사를 진행했으며 결과적으로 임신성 당뇨가 진단되어 식이 조절을 시작했다. 태아가 눈에 띄게 성장하는 임신 26주가 넘어가면서 초음파에서 태아의 배 둘레가 주수에 비해 점점 늘어나 인슐린 치료를 추가했다. 속효성 인슐린을 매 식전에 맞고 지속형 인슐린을 자기 전에 맞으며 혈당을 조절한 결과 당화혈색소는 6.0%로 나쁘지 않았지만 태아의 배 둘레는 주수에 비해 3주 이상 큰 상황이 지속되었다. 결국 임신 37주 3일에 수술을 결정했고, 아기는 4kg으로 태어났다. 출산 후 6주에 시행한 검사에서 산모는 당뇨 전 단계로 진단받았다.

　R은 서른여섯의 경산부였다. 이전 임신에서 당뇨가 있던 것은 물론 가족력 역시 있었다. 임신 전 체중은 46kg으로 마른 편이었다. 그녀는 식사와 운동으로 혈당을 조절했고 당화혈색소는 5.4%로 좋았으며 초음파에서 태아의 배 둘레는 오히려 주수에 비해 2주가 작았다. 이처럼 마른 임신부에서 동반된 임신성 당뇨의 양상은 비

만이 동반된 임신성 당뇨와 달리 아기가 작은 경우가 흔하고 임신부는 오히려 혈당을 과하게 조절하기도 한다. 이 임신부에게 혈당 조절의 목표치를 식후 1시간에 약 150mg/dl로 맞추는 완화된 혈당 조절(relaxed control)을 권장했다. 아기는 임신 38주 5일에 3kg이라는 딱 적당한 체중으로 자연분만을 통해 태어났다. 출산 6주 후 산모의 혈당은 정상 범위였다.

당뇨와 비만은 상호 연결되어 있기도, 그렇지 않기도 하다. 우리나라는 마른 당뇨가 서구에 비해 많은 편이다. 마른 임신부들은 당뇨로 진단되는 순간 조절을 너무 과하게 하는 경향이 있고 비만이 동반된 임신부는 혈당 조절이 잘 되지 않는 경향이 있다. 간혹 혈당 조절을 하기 위해 식사량을 심하게 줄이기도 하는데 이는 바람직하지 않다. 임신 중 식사의 기본 원칙은 균형 잡힌 식사이며 탄수화물을 하루 총 필요량의 50% 내외로 구성하고 매 식사에 3대 영양소(탄수화물, 단백질, 지방)와 채소를 골고루 포함시켜야 한다.

진료 현장에서는 잘 진단되고 관리된 임신성 당뇨보다 비만이 문제가 되는 사례가 더 많아지고 있다. 임신 중 과도한 체중 증가가 임신 합병증과 더욱 관련이 높은 것이다.

나는 임신 중 당뇨와 비만 가운데 무엇이 더 불량한 임신 예후와 연관이 있는지에 관한 연구가 필요하다고 생각했다. 이를 위해 2016년 1월부터 2020년 12월 사이 삼성서울병원에서 산전 관리를 받으며 단태아를 출산한 산모 3,078명을 대상으로 비만과 임신성 당

표 8 임신성 당뇨 및 비만 유무에 따른 임신 합병증의 빈도 비교[17]

(단위: %)

	그룹 1 임신성 당뇨(-) 비만(-)	그룹 2 임신성 당뇨(+) 비만(-)	그룹 3 임신성 당뇨(-) 비만(+)	그룹 4 임신성 당뇨(+) 비만(+)
임신중독증	2.6	1.9	7.6	10.0
응급 제왕절개수술	19.2	18.7	29.6	29.0
과체중아*	8.8	11.7	18.6	21.0
신생아저혈당증	3.7	1.6	6.0	5.5

뇨가 임산부와 태아 건강에 미치는 영향을 비교했다.[18] 연구 대상자를 비만과 임신성 당뇨병 유무에 따라 〈표 8〉과 같이 4개 그룹으로 나누었으며 비만은 세계보건기구에서 정한 아시아 여성 비만 기준에 맞춰 임신 전 체질량 지수가 25kg/m² 이상일 때로 정의했다.

연구 결과는 예측한 내용과 비슷하게 나왔다. 그룹 3(임신성 당뇨 없이 비만인 임산부)이 그룹 2(비만 없이 임신성 당뇨인 임산부)보다 임신중독증, 응급 제왕절개수술, 과체중아, 신생아저혈당증의 발생 빈도가 의미 있게 높았던 것이다. 반면 그룹 2는 그룹 1(임신성 당

* 출생 주수에 따른 신생아 체중이 90백분위 수 이상인 경우로 정의한다.

와 비만이 없는 임산부)과 비교해 과체중아를 제외한 임신 합병증에 차이가 없음을 확인했다. 이 연구는 비만이 동반되지 않은 임신성 당뇨의 예후는 전반적으로 양호함을 시사한다.

병원에 다니는 임신부들에게 임신성 당뇨는 진단이 잘 되는 질환이다. 적절한 당뇨 교육을 받고 혈당 관리를 잘하면 한마디로 괜찮은 임신 합병증이다. 임신중독증과 비교해도 그렇다. 심한 임신중독증은 신속한 분만만이 답일 때가 많다. 그러나 임신성 당뇨는 관리할 수 있다. 잘 관리하면 조산과의 관련성도 낮다. 그러니 지나치게 걱정할 필요가 없다. 물론 잘 관리한다는 전제하에 말이다.

반면 임신 전부터 당뇨가 있는 여성이라면 임신 전 혈당 관리의 중요성은 아무리 강조해도 지나치지 않다. 최근 시험관 임신을 많이 하면서 임신 전부터 당뇨가 있던 여성이 임신하는 사례도 늘고 있는데, 당화혈색소가 높은 상태에서 임신해 태아의 심장 기형 및 비뇨기계 이상, 항문 기형이 진단된 경우가 연달아 있었다. 혈당을 잘 조절한 상태에서 임신했다면 어느 정도 피할 수 있었던 이상이다. 참으로 안타깝기 짝이 없다.

임신 20주, 전치태반이래요

X는 임신 20주에 전치태반이라는 이야기를 들었다. 인터넷을 찾아보니 임신 기간에 피가 날 수 있고 조산의 가능성이 있다고 한다. 유착태반이 동반되는 경우에는 출산 시 대량 출혈이 발생하거나 자궁적출술까지 갈 수 있다고 해 걱정이 앞선다.

산후 출혈로 수혈을 받을 확률은 어느 정도인지, 분만은 반드시 대학 병원에서 해야 하는지 궁금하다. 무엇보다 태반이 올라갈 확률은 어느 정도일까?

의학적 지식

전치태반이란 태반이 자궁경부, 즉 입구를 막고 있는 상태를 의미한다. 전치태반의 발생 빈도는 약 200분의 1이고, 전 세계적으로 그 빈도가 증가하고 있다. 우리나라의 공단 자료를 이용한 국가 데이터에 따르면 2006년 0.81%였던 전치태반의 빈도는 2015년에 1.11%로 증가했다.[1] 여기에 관여하는 요소는 임신부의 나이 및 제왕절개수술률의 증가로 이 두 가지는 전치태반의 중요한 위험 인자다.

전치태반은 임신 중기 이후 대량의 질 출혈을 일으킬 수 있고 조산의 원인으로 작용한다. 특히 유산 또는 출산의 과거력이 있는 전치태반은 주로 유착태반이 동반되며, 심하면 자궁적출술까지 해야 하는 상황으로 이어진다. 관통태반은 유착태반의 가장 심한 단계로 태반이 자궁근육층을 뚫고 나온 상황이다.

임신 30주 이후에도 심한 전치태반 소견이 지속된다면 가급적 3차 병원에서의 진료를 권한다. 특히 제왕절개수술 또는 유산의 과거력이 있다면 이번 출산에서 수혈을 받을 가능성이 있다는 점을 유념해야 한다.

꼼꼼하게 짚어 보는
Q&A

❶ 전치태반의 위험 인자에는 어떤 것들이 있나요?

임신부의 나이가 높아질수록, 임신의 횟수가 많을수록 전치태반의 빈도가 증가합니다. 예를 들면 전치태반은 35세 이상의 임신부 가운데 약 2%에서 발생합니다. 기타 위험 요인으로는 유산력, 흡연,

시험관 임신, 다태 임신 등이 있습니다. 특히 이전 임신에서 제왕절개수술을 받았다면 자연분만을 했을 때에 비해 다음 임신에서 전치태반의 위험도가 증가됩니다.

❷ 태반이 올라갈 확률은 어느 정도인가요?

임신 30주가 지나면서 태반의 상대적인 위치가 올라가 정상화되는 사례는 70~80%에 달합니다.

❸ 제왕절개수술 시 자궁적출술이나 수혈을 받을 확률은 어느 정도인가요?

삼성서울병원에서 수행한 연구에 따르면 전치태반으로 진단받았지만 첫 번째 임신일 때 자궁적출술까지 가는 사례는 2.2%에 불과했습니다. 반면 이전 임신에서 제왕절개수술의 횟수가 증가할수록 자궁적출술을 할 가능성이 단계적으로 높아졌는데, 제왕절개수술을 받은 횟수가 1회이면 19.4%, 2회이면 28.6%, 3회 이상이면 66.7%로 증가했습니다.[2]

전치태반이 분만 시 출혈의 위험성을 높이는 이유는 유착태반이 동반될 수 있기 때문입니다. 유착태반은 출산 시 대량 출혈 및 수혈, 자궁적출술의 가능성을 증가시킵니다.

❹ 임신 기간 중 주의해야 할 점은 무엇인가요?

전치태반으로 진단받은 경우, 질 출혈이 지속된다면 반드시 병원에 방문해야 합니다. 전치태반으로 인한 제왕절개수술은 대부분 출혈이 많습니다. 따라서 빈혈에 대비해 철분 약을 임신 기간에 잘 복용하고, 분만 시 수혈에 대비해 혈액이 준비된 병원에서 분만하는 것이 바람직합니다. 또한 유착태반이 의심된다면 대학 병원에서 수술받기를 권합니다.

'하필이면 왜 나에게 이런 일이 일어날까'라는 식의 질문으로 스스로를 괴롭히지 말아야 한다.

정여울 『나를 돌보지 않는 나에게』

내가 만난 임산부 이야기

하늘이 준 아기

부부를 처음 만난 건 임신 17주경이었다. 제왕절개수술로 낳은 두 아이가 있는 부부에게 찾아온 세 번째 임신은 순탄치 않았다. 임신 17주에 전치태반 및 관통태반이 의심된다는 진단을 받은 것이다. 더군다나 이 임신부는 명백한 혈뇨가 동반되었기에 초음파에서 방광과 붙어 있는 태반은 관통태반으로 의심받기에 충분했다. 심한 전치태반으로 언제 터질지 모르는 응급 상황과 이에 따른 아기의 조산, 임신부의 중환자실 치료 등에 관한 설명을 지방의 한 대학 병원에서 들었고 추가 의견을 듣기 위해서 외래에 왔다.

나는 부부가 다른 병원에서 들은 여러 위험성을 다시 한 번 설명해 줄 수밖에 없었다. 다만 이러한 모든 위험이 반드시 발생한다기보다 발생할 가능성이 매우 높다고 설명했을 뿐이다. 또한 우리 병원에는 여러 이유로 더 위험한 임신부가 많았다는 이야기를 추가했다. 남편은 부인을 위험한 상황에 처하게 하면서까지 임신 유지를 하고 싶지 않다고 했고 부부는 임신 18주에 임신 종결*을 위해 입원했다.

심한 전치태반은 임신 종결의 과정에서도 출혈 위험도가 상당해 분만 방식을 선택하는 데에도 어려움이 있다. 자연분만이 잘 되는 것이 임신부를 위해서 가장 이상적이지만, 방광으로 유착태반이 심하다면 수술이 필요할 가능성이 높기에 이 부분을 좀 더 객관적으로 평가하고자 MRI를 찍을 것을 권했다. 너무나 다행스럽게 MRI에서 유착태반이 광범위하기보다는 국소적이라는 판독이 나왔다. 나는 검사 결과를 부부에게 설명했다. 부부는 임신을 유지하겠다며 퇴원했다.

이후 외래의 경과는 임신 종결을 위해 입원했던 임신부라는

---

* 임신 유지가 임신부의 건강을 해칠 우려가 클 때 의학적 유산을 선택할 수 있다.

사실을 잊어버릴 정도로 순조로웠다. 그러던 중 임신 35주에 양막파수가 생겨서 응급수술이 진행되었고 2.6kg의 건강한 남자아이가 태어났다. 예상대로 심한 전치태반 및 유착태반이 있었고 주저 없이 자궁적출을 결정해 진행했다. 수술에는 나를 포함해 3명의 산과 교수가 같이 했다. 약 3시간의 긴 수술을 마치고 병동에서 보호자를 만났다. 남편은 아기의 이름을 '하람(하늘이 준 사람)'이라고 지었다며 자칫하면 만날 수 없었던 아기를 만나게 해 주어 감사하다며 눈물을 글썽거렸다. 남편의 뺨으로 흘러내리는 눈물이 숭고하게 느껴졌다.

순간의 선택이 평생을 좌우한다는 말 그대로, 이 부부는 순간의 선택으로 사랑스러운 아들을 품에 안았다.

아기가 주수에 비해 작아요

K는 임신 21주 정밀 초음파 검사에서 아기가 작다는 이야기를 들었다. 한 달 전 혈액 검사에서 다운증후군 고위험군이면서 신경관결손증 수치까지 높다고 나와 양수 검사를 했고 다행히 결과가 모두 정상이라 마음을 놓고 있던 터였다. 그런데 이번에는 아기가 작다니. 특히 아기의 배 둘레가 작고 다리뼈 길이가 짧다고 해 또 다른 종류의 기형은 아닌지 걱정된다.

J는 임신 34주에 아기의 성장이 더디다는 이야기를 처음 듣고 큰 병원을 방문했다. 대학 병원에서 진료를 봤고 초음파 및 태동 검사를 받았으며 일주일 후 다시 병원을 방문할 예정이다. 담당 선생님은 아기가 작고 양수도 적은 편이니 분만 시기를 앞당겨야 할 가능성이 있다고 했다. 아기가 작으면 안 좋다고 하던데 뱃속에 더 데리고 있을 수는 없을까? 자연분만은 과연 할 수 있는지 모르겠다.

의학적 지식

자궁내태아발육지연은 태아의 예상 체중이 해당 임신 주수의 10백분위 수 미만일 때를 말한다. 예를 들어 임신 34주 태아를 예상 체중에 따라 1부터 100까지 순서대로 나열했을 때 자궁내태아발육지연은 1번부터 9번, 반대로 과체중출생아는 91번부터 100번까지에 해당한다. 그러나 10백분위 수 미만으로 정의한 자궁내태아발육지연에는 체질적으로 작은 아기(임신부의 체구가 작아 아기가 작을 때)뿐만 아니라 경한 성장지연이 있는 아기가 모두 포함된다. 따라서 임상적으로는 5백분위 수 미만* 또는 초음파에서 태아의 배 둘레가 10백분위 수 미만인 경우를 더 의미 있는 태아발육지연으로 판단한다.

우리나라에서 출생 시 2.5kg 미만 저체중아의 비중은 2013년에 5.5%에서 2023년 7.7%로 1.4배 증가했다.[1] 절대적인 숫자로는 2023년에 1만 7,500명의 신생아가 2.5kg 미만으로 태어났고 1.5kg 미만으로 태어난 아기도 1,800명이나 된다. 저체중아의 빈도가 증가하는 원인으로는 높아진 임신부의 연령과 다태 임신 및 조산의 증가가 꼽힌다.

자궁내태아발육지연의 위험 인자에는 임신부의 신장 질환, 당뇨, 청색증성 심장 질환, 항인지질항체증후군, 기타 혈전성 경향, 난

---

* 태아의 예상 체중에 따라 1부터 100까지 순서대로 나열했을 때 1번부터 4번까지에 해당한다.

임의 과거력, 태반 또는 탯줄 이상, 다태 임신, 흡연 등이 있다. 지난 수십 년간 자궁내태아발육지연이 출생 후 성인기에 당뇨병 및 심혈관계 질환의 조기 발현과 관련된다는 내용의 연구가 다수 발표되었다. 이 연구들에 대한 가설은 1992년 영국의 의학자 데이비드 베이커(David Barker)에 의해 제시되었는데[2] 핵심 내용은 태아의 과성장* 뿐만 아니라 저성장도 출생 후 성인병의 위험도를 증가시킨다는 것이다. 산과학에서는 태아의 성장이 출생 전은 물론 출생 후의 평생 건강에 중요한 영향을 미친다는 관점에서 의학적으로 '성인 질병의 태아 기원(fetal origin of adult disease)'이라고 표현한다.

꼼꼼하게 짚어 보는
Q&A

❶ 아기가 주수에 비해 작은 이유는 무엇인가요?

아기가 작은 원인에는 여러 가지가 있지만 크게는 태아 자체의 문제와 기능이 좋지 않은 태반, 두 가지로 나눌 수 있습니다. 태아 측 원인으로는 구조적 이상, 염색체 이상, 미세 결실, 태아 감염 등이

---

* 태아의 과성장이 출생 후 건강과 관련되는 가장 대표적인 예는, 임신부의 당뇨가 조절되지 않은 상태에서 태어난 거대아가 출생 후 소아 당뇨를 앓을 확률이 증가하는 것이다.

있습니다. 임신부에게 항인지질항체증후군과 같은 질환이 있어 태반의 기능이 좋지 않아 아기가 작게 크기도 하는데 실제로 원인을 알 수 없는 사례도 많습니다. 한편, 임신부의 체질적 요인으로 아기가 작을 때도 있지만 이 같은 경우에는 대개 태아발육지연의 정도가 심하지는 않습니다.

❷ 태아가 잘 자라게 할 수 있는 방법은 없나요?
항인지질항체증후군과 같이 원인이 확실히 밝혀졌다면 항응고제 치료(주로 아스피린과 헤파린 주사)를 통해 태아의 성장에 도움을 줄 수 있습니다. 그러나 원인을 알 수 없는 대부분의 자궁내태아발육지연은 임신부가 자궁 속 아기의 크기를 키울 수 있는 방법이 없습니다.

❸ 크기가 작을 뿐 다른 문제는 없나요?
참 어려운 질문입니다. 더딘 성장 자체가 복합적인 문제들을 동반할 수 있기 때문입니다. 예를 들어 심한 자궁내태아발육지연이 있다면 출생 후에도 신경학적 발달의 이상(예: 뇌성마비), 신생아사망 등이 발생할 확률이 증가한다고 알려져 있습니다. 따라서 정확한 것은 아이가 태어나 봐야 알고 크면서 살펴야 합니다.

❹ 주의해야 할 사항에는 무엇이 있을까요?

아기의 성장이 더디다면 산부인과 진료를 잘 받는 것이 중요합니다. 태아발육의 정도, 양수량, 혈류 검사 등에 따라서 정기 진료보다 자주 봐야 하기도, 병원에 조기 입원해 지속적으로 태아의 심박동을 체크해야 하기도 합니다. 주관적으로 느끼는 태동을 잘 확인하는 일 또한 매우 중요합니다. 아기가 작은 편이지만 임신부가 느끼는 태동이 계속 양호하면 아기의 상태도 괜찮을 때가 많습니다. 반대로 임신부가 느끼는 태동이 절반 이하로 줄면 바로 병원에 방문해야 합니다.

❺ 언제 분만하나요?

자궁내태아발육지연이 있을 때 분만을 서두르려는 가장 중요한 이유는 아기가 자궁에서 버티지 못할 가능성이 있기 때문입니다. 심한 자궁내태아발육지연은 사산의 위험도를 약 6배 높인다는 연구 결과가 있습니다.[3] 자궁내태아발육지연의 분만 시기는 수학 공식처럼 정해져 있지 않습니다. 태아의 상황에 따라 조금씩 다를 수 있죠.

일반적으로 임신 34주 이전의 자궁내태아발육지연은 임신 기간 연장을 목표로 합니다.[4] 그러나 양수감소증 유무, 초음파에서 혈류 검사의 이상 소견 유무, 태아 심박동 이상, 임신중독증 동반 유무에 따라서 34주 이전이라도 분만을 결정해야 하는 순간이 올 수 있습니다.

저는 흔히 자궁내태아발육지연을 신호등에 비유합니다. 자궁내태아발육지연이 있지만 아기의 상태가 양호하면 외래에서 추적 관찰합니다. 초음파에서 양수감소증이 동반되거나, 혈류 검사에서 이상 소견이 발견된다면 신호등에 노란불이 켜진 것이고, 입원한 상태에서 태아의 상태를 지속적으로 평가해야 합니다. 입원을 하는 이유는 신호등의 노란불은 언제든지 빨간불로 바뀔 수 있기 때문입니다. 병원에 입원한 상태에서 신호등이 빨간불이 된다면 낮이건 밤이건 응급수술을 진행하게 됩니다.

임신 34주가 넘은 자궁내태아발육지연은 여러 검사를 종합해 분만 시기를 결정하게 되는데, 일반적으로 37~38주 이상으로 임신 기간을 연장하기에는 득보다는 실이 많아 분만을 서두르게 됩니다. 심한 발육 지연일수록 분만 시기를 당기는 것이 안전합니다.

❻ 자연분만을 할 수 있나요?

자궁내태아발육지연 자체가 제왕절개수술의 적응증은 아닙니다. 태아의 머리가 아래를 향하고 있고 수술을 해야 할 기타 이유가 없다면 자연분만을 시도할 수 있습니다. 그러나 아기가 작은 정도가 심하거나 양수감소증 또는 혈류 이상이 동반된 경우에는 상황에 따라 진통 과정에서 태아의 심박동 이상이 발생할 수 있는데, 이로 인해 응급수술을 시행하는 확률은 정상 체중인 아기보다 높습니다. 또한 자연분만의 여부는 이전의 분만력이나 임신중독증의 동반 여부에 따라 많이 달라집니다. 자궁내태아발육지연이 있지만 이전에 자연분만을 한 과거력이 있다면 대부분 자연분만을 먼저 시도합니다. 반대로 자궁내태아발육지연이 심하면서 초산이고 심한 임신중독증이 동반되어 빠른 분만이 필요하다고 생각될 때에는 제왕절개수술을 선택할 수도 있습니다.

❼ 출생 후에도 아기는 계속 작게 자라나요?

원인 질환에 따라서 다릅니다. 자궁내태아발육지연의 원인이 태아 측 이상과 관련이 있으면 출생 후 성장도 더딜 수 있지만, 태반이 좋지 않아서 태아의 성장이 더딘 경우에는 일반적으로 출생 후 따라 잡기 성장을 한다고 알려져 있습니다.

❽ 다음 임신에서도 아기가 작을 확률이 높은가요?

자궁내태아발육지연의 재발 확률은 약 20~30%로 알려져 있습니다.[5] 일반적으로 자궁내태아발육지연의 빈도가 10% 정도에서 발생한다고 했을 때 약 2~3배 증가하는 것입니다.

> 인생은 원래 생각대로 되지 않는 것이다. 진 땅을 밟아 보지 않는 인생은 없고 많이 실망하고 많이 상처받은 후에야 우리는 비로소 성숙기에 들어선다.
>
> 박웅현 『문장과 순간』 (인티N)

내가 만난 임산부 이야기

활쏘기

"교수님, 25주 4일에 태아의 예상 체중이 350gm인 자궁내태아발육지연 임신부가 지금 타 병원에서 전원되어 왔습니다. 그런데 양수도 거의 없고 태아 심박동 모니터에서 디셀(decel)*이 심하게 떠서 당장 수술해야 할 것 같습니다. 준비하겠습니다."

"모니터가 많이 안 좋아? 350gm이면 (자궁에서) 나와도 생존이 어려운데. 아기가 태어나서 생존한다 하더라도 장기적으로 후유증이 꽤 남을 수 있어서 수술 안 했으면 좋겠는데. 잠시만 기다려 봐. 내가 가서 임신부한테 직접 설명할게."

저녁 7시경, 전원 온 태아의 상태가 매우 안 좋아 응급수술을 해야 한다는 연락을 치프 전공의로부터 받았다. 그러나 수술을 하고 싶지 않았다. 아기가 건강하게 생존할 가능성이 희박했기 때문이다. 분만장으로 급히 걸어가면서 이렇게 이른 주수의 작은 아기에게서 발생한 태아 심박동 저하 상황을 과연 어떻게 설명해야 임신부와 보호자가 쉽게 이해할지 생각했다.

---

* 태아 심박동 저하(deceleration)를 줄여서 디셀이라고 한다. 태아 심박동은 분당 110~160회가 정상 범위이나, 양수가 심하게 감소된 상황에서는 탯줄 눌림 현상 등으로 인해 태아 심박동 저하가 나타날 수 있다. 이는 일시적일 수도 있지만 지속적으로 나타나는 경우 태아에게 더 위험한 상황이 초래될 수 있다.

"지금 아기는 매우 작습니다. 임신 25주면 평균적으로 800gm 정도는 되어야 하는데 350gm밖에 되지 않고, 이는 임신 20주의 평균 체중이니 아기는 한 달 이상 작은 겁니다. 그런데 현재 아기 심박동 저하가 심한 편이라 그 자체는 수술을 요하는 상황입니다. 지금 수술하지 않으면 아기는 오늘 밤에 엄마 뱃속에서 사망할 수 있습니다.

만약 지금 임신 주수가 28주라면 제가 이런 고민을 하지 않고 당장 제왕절개수술을 했겠지만 지금은 수술이 꺼려지네요. 이렇게 이른 주수에 심하게 작은 아기는 신생아중환자실에서도 잘 버틸 가능성이 낮고 장기적으로 정상적인 뇌 발달을 보이기 어렵습니다.

비유를 하자면 활쏘기와 같아요. 활을 멀리 쏘려면 화살을 뒤로 멀리 당겨야 합니다. 그런데 욕심을 부려서 너무 당기면 줄이 끊어질 수도 있겠지요. 중간 정도의 적당한 결과를 얻으려면 지금 수술하는 것이 맞습니다. 활을 적당히 당겨야 합니다. 그러나 아기의 출생 후 장기적인 결과까지 생각한다면 저는 활시위를 최대한 뒤로 당기고 싶습니다. 너무 무리해서 당기다가 줄이 끊어지면 모든 게 끝입니다. 저에게 왜 활시위를 무리하게 당겨서 아기가 자궁에서 사망하게 방치했냐고 따지실 양이면 지금 수술하겠습니다. 만약 아기가 오늘 밤에 (사망하지 않고) 버텨 준다면 자궁내혈액순환에 도움을 줄 수 있는 치료도 고려해 보겠습니다. 다만 전제 조건은 활시위를 끝까지 당기는 것, 그러다 끊어질 수 있다는 것에 남편분도 충분히 동의하셔야 한다는 점입니다."

임신부는 남편과 의논했고 고민 끝에 오늘 밤에는 수술을 받지 않겠다고 했다. 의학적으로는 심한 태아발육지연으로 인한 자궁내태아사망을 방치하겠다는 의미였고, 법적으로는 나에게 책임을 묻지 않겠다는 의미였다. 아기는 그날 밤을 버텼다. 당직 전공의들은 태아 심박동 모니터를 보면서 가슴을 졸였다. 다음 날 우리는 자궁내혈액순환을 도울 수 있는 치료를 시작했다. 저분자량 헤파린 주사를 썼는데 태아발육지연에서 항인지질항체증후군 또는 혈전증이 동반되지 않는 한 아직까지 이 치료에 대한 의학적 근거는 미흡하다. 그러나 이 임신부는 항인지질항체증후군에 대한 검사가 이루어지지 않았고 따라서 검사와 동시에(검사 결과가 나오기 이전에) 미리 치료하기로 결정한 것이었다. 다행히 주사제를 쓰면서 태아가 조금 자랐다. 임신부도 태동이 늘고 있음을 느꼈고, 태아 심박동 모니터도 다소 호전되었다. 아기는 힘들게 하루하루를 버텼다. 아기는 열흘 후인 임신 27주에 470gm의 무게로 제왕절개수술을 통해 세상에 나왔다. 출생 당시 아기의 제대혈 pH*는 7.0을 겨우 넘긴 수치였다. 내가 의도했던 대로 더 멀리 보내기 위한 활시위의 무리한 당김은 최대한 더 멀리 보낸다는 측면에서 성공적이었다.

아기는 신생아중환자실에서 힘든 시기를 보냈다. 출생 후 신생

---

* 수소이온농도지수. 일반적으로 출생 신생아의 신경학적 발달에 영향을 끼칠 수 있는 제대혈의 pH를 7.0 미만으로 본다.

아의 장운동 저하*로 늘어난 장은 아기의 연한 피부를 늘어날 대로 늘려 놓아 마치 불투명한 유리처럼 보였다. 이토록 작은 아기들이 넘어야 할 가장 큰 산 가운데 하나인 장 문제로 아기는 생후 10일째 소아외과에서 장루 수술을 받았다. 아기가 백일이 되던 날 산모는 산부인과 외래에 슬쩍 백일 떡을 놓고 갔다. 아기는 신생아중환자실에서 정성 어린 치료를 받고 생후 145일째 3.18kg으로 건강하게 퇴원했다.

가장 작은 아기를 수술하다

서른일곱 살의 그녀를 처음 만난 것은 임신 21주 때였다. 초음파로 측정한 태아의 예상 체중은 149gm, 임신 16주 크기에 불과했다. 그동안 작은 아기를 수없이 봤지만 그중에서도 가장 작은 아기였다.

임신 23주에도 아기는 194gm으로 17주 2일 크기였다. 보통 태아의 성장 속도는 일주일에 100gm 이상, 하루에 평균 30gm 정도 자라는데 이 아기는 다른 아기가 하루에 자라는 만큼을 일주일에 걸쳐 자랐다.

통상적으로 태아의 생존 능력이 시작되는 임신 23주, 이제는 아기에 대한 적극적인 치료**를 고려할 때가 되었다. 그러나 나는 임

---

*   미숙아는 만삭아에 비해 장운동 저하가 빈번하게 나타나며 괴사성 장염 또는 장천공 등이 생기기 쉽다. 특히 태아발육지연이 있는 신생아는 이러한 합병증에 더욱 취약하다.
**   여기에서는 태아 심박동 이상 발생 시 제왕절개수술로 아기를 꺼내는 것을 의미한다.

신부를 퇴원시켰다. 임신 주수로는 태아의 생존 능력이 시작되어 간다고 할 수 있었지만, 아기의 예상 체중은 임신 17주 크기였기 때문에 설령 태아 심박동에 이상이 생긴다고 하더라도 수술을 결정하기는 어려웠다. 따라서 아기가 적어도 400gm이 될 때까지는 외래에서 통원 치료를 하자고 이야기했다. 아기가 엄마의 자궁 안에서 400gm에 도달할지, 아니면 그 전에 사산될지 알 수 없었다. 임신부에게 말하지 못했지만 그동안 나의 경험으로는 400gm이 되기 전에 사산될 가능성이 높아 보였다.

아기의 생명은 정상 체중으로 성장해 만삭까지 도달하고도 탯줄이 엉키면서 갑자기 잘못되는 경우가 있는가 하면 이렇듯 심한 성장지연이 있지만 가늘고 길게 가기도 하는데 바로 이 아기가 후자에 해당했다. 임신 29주가 되었고 태아의 예상 체중은 330gm으로 이제야 20주의 평균 크기에 도달했다. 아기가 사산되지 않은 것만으로도 신기할 정도였다. 아직 목표한 400gm은 되지 않았지만, 이제는 임신부의 혈압이 높아지면서(아기가 작은 경우에는 임신부의 혈압이 높아지는 임신중독증이 쉽게 생긴다) 모체가 위험해져 입원하지 않을 수 없었다. 입원 후 아기의 심박동 모니터는 점점 안 좋아졌다. 아기는 400gm이라는 목표에 도달하지 못했지만 주수로는 29주 5일이 되어 나는 주저 없이 수술을 결정했다.

신생아중환자실의 소아과 의사들은 수술장에서 대기했고 나는 자궁의 하부를 가로로 절개를 했다. 임신 주수는 30주에 가까웠지만 자궁은 20주 크기였기 때문에 절개해야 할 자궁근육층의 두께는 3cm 이상이었다.* 자궁근육층을 절개하는 순간 혈액이 순식간에 수술 시야에 차올랐다. 단단한 근층이 뚫리고 스펀지같이 흐물흐물한 태반이 만져지는 순간 태반을 뚫지 않고 자궁에 손을 넣었다. 태반과 아기를 한꺼번에 꺼내기로 마음먹었기 때문이다. 아기는 태반이 붙어 있는 상태로 양막에 둘러싸여 나왔고 포셉(forcep)으로 양막에 구멍을 내 작고 여린 이 엄지 공주를 건져 올렸다. 나의 작은 손만큼이나 작은 아기를 두 손으로 받쳐 들고 두 걸음을 움직여 신생아 집중 케어 시스템(Intensive Care System)의 작은 공간에 조심스럽게 내려놓았다.

아기는 신생아중환자실에서 생각보다 잘 버텨 주었다. 인공호흡기 치료를 받았지만 2~3일 만에 인공호흡기의 세팅을 낮출 수 있었다. 아기는 3일째부터 튜브를 통해 1cc의 분유를 먹기 시작했다. 1cc면 새 모이만 한 양이지만 정말 기뻤다. 이제 아기의 장이 잘 버티면 좋을 것이다.

아기가 태어난 지 5일째 되던 어느 토요일, 나는 병원에 도착하자마자 컴퓨터를 켜고 가장 먼저 이 엄지 공주의 생사를 확인했다. 2cc를 튜브로 먹었다는 너무나 기쁜 간호 기록이 있었고, 아기의 호

---

* 임신 주수가 후반으로 가면서 아기가 커짐에 따라 자궁근육층의 두께는 얇아진다. 제왕절개수술 시 일반적으로 자궁 근육층의 두께는 1cm 미만이다.

흡도 비교적 안정적이었으며 소변도 잘 나왔다. 그래, 우리는 기적을 이룬 거야.

그동안 자궁에 손을 불쑥 넣어 태반과 아기를 한꺼번에 꺼냈던 일과 임신 27주 또는 28주에 370gm으로 세상에 나온 아기들이 생각났다. 그 아기들은 신생아중환자실에서 한 달 정도 버티다가 하늘나라로 갔다. 이 아기는 더 작았지만 주수가 29주 5일이나 되었다. 아기에게 잘 버티자고 속으로 응원했다.

강의를 위해 병원에 온 일요일 아침, 나는 불안한 마음에 또 제일 먼저 아기의 생사를 확인했다. 다시 인공호흡기 세팅이 높아졌다. 어제까지 괜찮던 엄지 공주에게 무슨 일이 있던 것일까? 강심제 투여가 시작되었다.

다음 날인 월요일 아침 심호흡을 하고 컴퓨터를 켰고 아기가 새벽에 하늘나라로 갔다는 사실을 알게 되었다. 그토록 간절했던 엄마, 아빠의 마음을 뒤로하고……. 나는 신생아중환자실 앞에서 오열하는 산모를 꼭 안아 주었다. 산모의 떨림이 내 가슴에 전달되었다. 그 순간 마음속에 산부인과 교과서에 실려 있는 문장이 떠올랐다. "때때로, 불행한 일이 좋은 사람에게 생길 수 있다."

연구자들의 피, 땀, 눈물이 담긴 임상 시험

"아기를 볼 때마다 교수님이 생각나요"라고 말하며 그녀는 눈물을 흘렸다. 보는 눈이 없었다면 나 역시 삐져나오는 눈물을 참지 못했으리라.

그녀는 4년 전 임신 24주 1일에 임신중독증과 자궁내태아발육지연으로 우리 병원으로 전원되었다. 당시 임신부와 태아의 상태가 워낙 좋지 않았기 때문에 임신을 더 이상 유지하는 것이 불가능했다. 임신 24주 3일에 제왕절개수술을 했고, 아기는 560gm으로 태어났다. 내 손바닥만 한 크기로 세상에 나온 아기는 신생아중환자실에서 정확히 444일을 버텨 생존아로 퇴원했지만 워낙 이른 주수에 심한 자궁내태아발육지연까지 발생해 발달지연이라는 신경학적 후유증이 남을 수밖에 없었다.

출산하고도 다음 해가 되어서야 아기를 집에 데려갈 수 있었던 그녀에게 다음 임신은 생각할 수도 없는 일이었다. 그런데 불혹의 나이가 지난 어느 날 거짓말같이 아기가 들어섰고 다시 그녀를 진료실에서 볼 수 있었다. 이른 주수에 발생하는 심한 임신중독증과 자궁내태아발육지연은 다음 임신 시 재발률이 약 30%다. 그녀의 두 번째 임신이 바로 이 경우였다. 나는 그녀에게 국책 과제로서 내가 총책임자로 수행 중인 임상 연구에 등록할 것을 권했다. 임신중독증 또는 자궁내태아발육지연의 재발을 줄이기 위한 연구로 여러 기관이 참여하는 임상 연구였다. 그녀는 흔쾌히 동의했고 베이비 아스피린과 면역 억제제의 일종인 듀록정*을 임신 16주경부터 사용했다.

임상 연구는 제약 회사가 약제 효과를 알아보기 위해 의사에게 의뢰하는 의뢰자 주도 연구(Sponsor initiated trial)와 의사가 연구를 설계하고 주도하는 연구자 주도 연구(Investigator initiated trial)로 나뉜다. 대부분의 연구자 주도 연구는 환자를 직접 진료하는 의사가 특정 질환에 대한 기존 약제인 A의 치료 효과가 미비하고 만족스럽지 않아 새로운 약제인 B를 사용해 B가 A보다 우월한지 밝히고 싶다는 의지에서 시작된다. 이러한 하나의 임상 연구를 진행하기 위해 준비하는 과정은 수년에 걸친다. 식품의약품안전처의 까다로운 심사를 받아야 하고 연구를 수행하는 모든 병원의 기관윤리위원회 승인도 필요하다. 이런 준비 과정은 최소 1~2년 이상 걸린다.

나는 몇 년 전부터 중앙대학교 김유민 교수(그녀는 혼신을 다해 이 연구의 식약처 승인 과정을 이끌어 냈다), 경북대학교 차현화 교수, 그리고 같은 병원에서 일하는 성지희 교수와 이 연구를 함께 설계하고 준비했다.[6] 연구자 주도 연구는 약을 만드는 제약 회사가 대부분 금전적 지원을 하지 않는다. 보건복지부와 같은 정부 기관에 연구 과제를 지원해 심사를 받고, 경쟁률을 뚫고 선정된 후 나라의 연구비를 지원받는 일련의 과정을 거친다. 오롯이 연구자들의 피, 땀, 눈물로 진행되는 것이다.

임상 연구에서 사용 가능하다고 승인된 약물들은 대개 수많

---

* 하이드록시클로로퀸(hydroxychloroquine)의 상품명으로, 면역 억제 작용뿐만 아니라 항염증 작용을 비롯한 다양한 작용 기전을 갖는다. 루프스 및 항인지질항체증후군과 같은 자가면역질환의 치료에 주로 사용되며, 이러한 질환이 있는 여성이 임신한 경우에는 임신 중 복용을 유지하는 것이 임신중독증 발생을 감소시킨다고 알려져 있다.

은 세포 및 동물 실험을 통해 긍정적 연구 결과들이 이미 밝혀진 것이다. 특히 임산부에게 투여되는 약물은 안전성에 대한 객관적인 결과가 이미 확보되지 않는 한 식약처의 승인을 받기 어렵다. 임산부를 대상으로 하는 연구가 그만큼 어렵다는 이야기다. 이는 임신중독증이나 자궁내태아발육지연과 같은 산과적 난제를 해결하기 위한 치료법이 항암제와 달리 전 세계적으로 매우 더디게 발전하는 주된 이유이기도 하다.

그녀는 임신 기간에 베이비 아스피린과 듀록정 복용을 유지했으며 감사하게도 첫 번째 임신과 비교할 수 없을 만큼 양호한 경과를 보였다. 비록 임신 36주 4일, 만삭의 문턱을 3일을 앞두고 또 임신중독증이 생겨 조산했지만 아기는 2.69kg, 첫째 아기에 비하면 5배 무거운 아기로 태어나 신생아실로 이동했고 생후 3일째 엄마의 품에 안겨 함께 집에 갈 수 있었다.

퇴원 후 정기검진 차 방문한 외래에서 아기를 볼 때마다 내 생각이 난다고 이야기하는 그녀의 선한 눈에 맺힌 눈물은 내가 잘못 본 것일까? 이 어려운 임상 연구의 첫 번째 타자로 한 치의 의구심도 없이 나의 제안에 따라와 준 그녀가 지금도 가끔 생각난다. 둘째 딸은 잘 크고 있겠지. 부디 첫째 아들이 지금보다 조금 더 건강해지길 기도한다.

체중이 많이 나가요

W의 체질량 지수는 31kg/m²다. 시험관 임신을 준비하는 과정에서 체중이 증가한 데다 임신 초기에 질 출혈로 거의 누워 지낸 탓이다. 임신을 하면 운동을 하는 것이 좋다고 하던데 어느 정도가 적당한지 모르겠다. 어떤 사람은 운동을 많이 해야 한다고 하고 어떤 사람은 과도하게 하면 아기가 일찍 나올 수도 있다고 한다. 체중이 많이 나가면 임신중독증의 위험도가 증가한다고 하는데 나의 위험도는 어느 정도일까?

의학적 지식

식생활과 생활 패턴의 변화로 비만 인구가 높아짐에서 따라 전 세계적으로 가임기 여성의 비만도 증가하고 있다. 세계보건기구의 발표에 의하면 2022년 기준, 세계 인구의 8명 중 1명이 비만인데 이는 1990년에 비해 2배로 증가한 수치다.[1] 2022년 기준 18세 이상 성인의 43%가 과체중(체질량 지수 25~29.9kg/m²)이며 16%가 비만(체질량 지수 ≥ 30kg/m²)이다. 한편, 청소년기의 비만은 4배로 더 증가했다.[2] 청소년기의 비만은 성인기의 비만으로 이어질 가능성이 있기 때문에 이는 앞으로 비만이 동반된 임신부가 많아질 수 있음을 시사한다.

우리나라도 예외는 아니다. 질병관리청이 발표한 2022년 국민건강 통계에 따르면 2013년 우리나라 여성에서 체질량 지수 25kg/m² 이상의 비만 유병률이 19~29세에서 14.4%이던 것이 2022년에 18.2%로, 2013년에 30~39세에서 17.9%이던 것이 2022년에 21.8%로 늘었다.[3] 우리나라도 약 5명 가운데 1명은 비만에 해당하는 것이다. 이러한 수치들은 미국에 비해서 낮은 편이기는 하지만 최근 청소년기의 비만이 증가하고 있는 우리나라의 상황을 고려하면 앞으로 더욱 높아지리라고 예상된다. 미국은 2017년에서 2020년 3월 기준, 체질량 지수 30kg/m² 이상의 비만이 20~39세 여성에서 39.6% 나타났다.[4]

가까운 일본은 어떨까? OECD 국가의 비만율에 대한 보고에 따르면 2016년 기준 체질량 지수 25kg/m² 이상의 비만이 일본 여성에서 18.1%였고, 같은 해 우리나라에서는 21.6%였다. 체질량 지수 30kg/m² 이상 역시 일본이 3.7%였던 반면, 우리나라는 4.8%로 높았다.[5] 안타깝지만 비만도에서는 우리나라가 일본을 앞서가고 있다.

그림 8 비만 단계별 만성질환의 발생 위험비[6]

(단위: %)

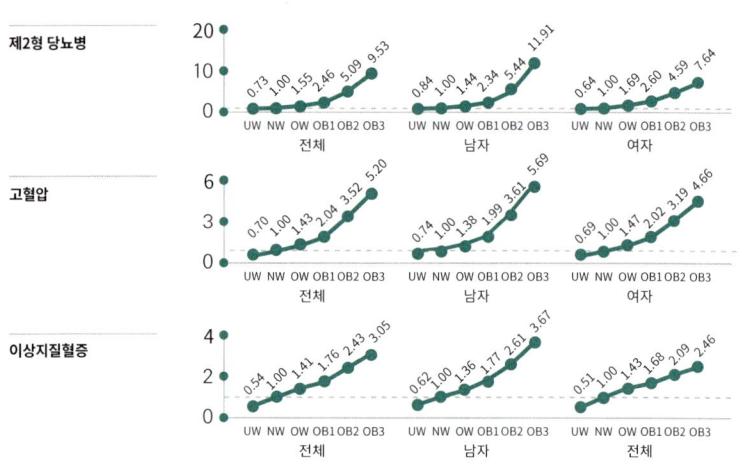

UW: 저체중 / NW: 정상 / OW: 비만 전 단계
OB1: 1단계 비만 / OB2: 2단계 비만 / OB3: 3단계 비만

그림 9 비만 단계별 심뇌혈관 질환의 발생 위험비[7]

(단위: %)

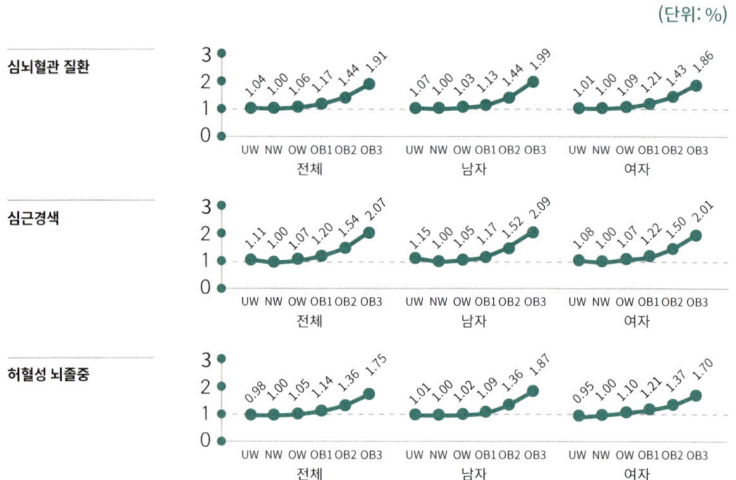

UW: 저체중 / NW: 정상 / OW: 비만 전 단계
OB1: 1단계 비만 / OB2: 2단계 비만 / OB3: 3단계 비만

〈그림 8〉과 〈그림 9〉에서 보는 바와 같이 비만은 제2형 당뇨병, 고혈압, 이상지질혈증, 심뇌혈관 질환, 심근경색, 허혈성 뇌졸중 등 여러 질환의 위험성을 단계적으로 증가시키기 때문에 현대인들에게는 가장 가까이에서 건강을 위협하는 요소다. 비만은 또한 유방암, 대장암, 간암, 담도암, 췌장암, 자궁내막암 등의 발생 위험까지 높인다. 여성의 비만은 성조숙증, 월경이상, 다낭성난소증후군, 불임 및 난임 등 생식 내분비 질환과 관련된다. 임신과 출산에 관해서도 예외 없이 비만은 불량한 임신 예후와 연관이 있다.

꼼꼼하게 짚어 보는
Q&A

❶ 임신 중 체중이 어느 정도로 증가해야 적당한가요?

임신 전 체중에 따라서 조금씩 다릅니다. 〈표 9〉에서 보는 바와 같이 임신 전 체중이 많이 나갔다면 임신 중에는 체중이 조금 느는 것이 좋고, 마른 임신부라면 체중이 좀 더 느는 것이 바람직합니다.

❷ 비만의 정의는 어떻게 되나요?

세계보건기구는 체질량 지수에 따라 $25kg/m^2$ 이상을 과체중, $30kg/m^2$ 이상을 비만으로 정의하고, 비만을 다시 3단계(1단계 비만:

표 9 체질량 지수에 따른 임신 중 권장되는 체중 증가[8]

임신 전 체중	체질량 지수(kg/m^2)	임신 중 권장되는 체중 증가(kg)
저체중	< 18.5	12.5~18
정상 체중	18.5~24.9	11.5~16
과체중	25~29.9	7~11.5
비만	≥ 30	5~9

30~34.9kg/m^2, 2단계 비만: 35~39.9kg/m^2, 3단계 비만: ≥ 40kg/m^2)로 분류하고 있습니다.[9]

그러나 아시아-태평양 인종에서는 체질량 지수 23kg/m^2 이상부터 제2형 당뇨병 및 심혈관계 질환의 위험도가 증가한다는 연구 결과를 반영해[10] 우리나라의 대한비만학회에서는 한국인의 정상 체중 기준을 체질량 지수 18.5~2.9kg/m^2로 정의합니다. 또한 체질량 지수가 23~24.9kg/m^2일 때 과체중(비만 전 단계)으로, 25~29.9kg/m^2를 1단계 비만으로, 30~34.9kg/m^2를 2단계 비만으로, 35kg/m^2 이상을 3단계 비만으로 보고 있습니다.[11]

❸ 임신 중 비만은 임신부와 태아에게 어떠한 영향을 미치나요?

임신 중 비만은 대부분의 산과적 합병증과 연관됩니다.[12] 구체적으로 유산, 조산, 사산 및 태아 기형의 빈도가 증가하고, 임신성 당뇨, 임신중독증과 같은 임신 합병증 발생 빈도가 높아집니다. 또한 거대아 및 과체중출생아, 신생아중환자실 입원율도 상승할 수 있습니다. 임신 중 비만은 진통 및 출산의 과정에도 영향을 끼칠 수 있는데, 예를 들면 거대아로 인한 견갑난산, 제왕절개수술, 유도분만의 확률과 수술 부위 감염 및 마취에 따른 위험성이 증가합니다. 비만은 출산 후에도 혈전의 발생 빈도를 증가시키는 위험 인자로 작용합니다.

❹ 체중이 많이 나가서 임신중독증이 걱정돼요.

〈표 10〉은 임신 시도 전, 체질량 지수에 따라 임신중독증의 빈도를 얼마나 감소시킬 수 있는지를 보여 줍니다. 예를 들어 임신 전 체질량 지수가 31kg/m²일 때 체중 감소로 체질량 지수를 2단위를 감소시키면 임신중독증의 위험성은 8.2%에서 4.8%로 약 절반이 감소하게 됩니다. 시험관 시술에서도 마찬가지로 체중이 많이 나간다면 체질량 지수를 최대한 낮춘 후 임신을 시도하는 것이 좋습니다.

표 10 체질량 지수에 따른 임신중독증의 위험도[13]

임신 전 체질량 지수(kg/m²)	임신중독증의 빈도(%)
≤ 23.2	2.1
23.3~26.7	2.9
26.8~30.5	4.8
30.6~33.6	8.2
33.7~38.3	12.1
38.4~44	23.4
> 44	30.4

❺ 체중이 많이 나가서 임신성 당뇨가 걱정돼요.

체질량 지수에 따른 임신성 당뇨의 위험도는 정상 체중을 1로 보았을 때, 과체중에서 1.99배, 1단계 비만에서 2.94배, 2단계 비만에서 2.78배, 3단계 비만에서 3.55배로 단계적으로 증가합니다.[14] 체중 관리는 건강한 임신에 도움이 된다는 점을 충분히 짐작할 수 있습니다.

❻ 임신 중 운동의 긍정적 효과에는 어떠한 것이 있을까요?

임신 중 운동을 지속함으로써 과도한 체중 증가를 막으면 임신성 당뇨, 임신성 고혈압, 조산 및 제왕절개수술의 빈도를 낮출 수 있습니다. 이뿐만 아니라 출산 후 빠른 회복 및 산후 우울증 예방에도 도움이 됩니다.

❼ 임신 중에 하면 좋은 운동과 피해야 하는 운동에는 어떠한 것이 있을까요?

빨리 걷기, 수영, 수중 에어로빅, 앉아서 자전거 타기, 기타 유산소 운동, 무용, 요가 및 필라테스 같은 스트레칭 운동 등은 임신 중에 하기 좋습니다. 특히 허리가 아픈 여성은 물속에서 하는 운동이 좋은 선택이 될 수 있습니다.

야외에서 자전거 타기, 승마, 스키 등 배를 부딪히거나 중심을 잃고 넘어질 가능성이 있는 운동은 피해야 합니다. 스쿠버 다이빙 역시 자제하는 것이 좋습니다.

❽ 임신 중 운동 시 고려해야 할 사항은 무엇인가요?

임신 중에는 오랫동안 한 자세로 서 있거나 똑바로 누워 있으면 심장으로 가는 혈류가 감소되기 때문에 피해야 합니다. 특히 임신 20주 이후 똑바른 자세로 누워서 하는 운동을 20분 이상 지속하면 자궁이 하대정맥*을 누르게 됩니다. 그 결과, 심장으로 들어가는 혈류가 감소되어 저혈압이 유발될 수 있으므로 주의해야 합니다. 또한

---

*   하반신에서 오는 정맥의 혈액을 모아 심장으로 보내는 대혈관이다.

표 11   임신 중 운동 요법과 관련한 권장 사항[15]

시작 시기	임신 12주 이후부터
시간	30~60분
횟수	일주일에 최소 서너 번 또는 매일
강도	나이에 따른 예측 최대 심박동 수의 60~80% 수준 (분당 약 140회 미만) 중등도의 강도(심박동의 상승이 동반되면서 땀이 나기 시작하는 정도)
환경	너무 춥거나 덥지 않은 열 중립 환경
감독	가능한 한 감독자 동반
기간	임신부의 상태가 허용하는 한 분만 전까지

운동 중에는 충분한 수분 섭취가 필요하고 편한 옷을 입으며 너무 덥고 습한 환경을 피하는 것이 좋습니다.

❾ 운동을 중단해야 하는 상황에는 어떠한 것이 있을까요?

질 출혈, 복통, 규칙적인 통증을 동반한 자궁수축, 양막파수, 운동 전 숨찬 증상, 어지러움, 두통, 흉통, 종아리 통증 또는 심한 부종, 중심을 잡기 어려울 정도의 근력 손실 등의 증상이 있다면 운동을 중단합니다.

❿ 임신 중 운동을 금해야 하는 경우도 있나요?

임신 기간에 하는 운동에는 여러 가지 긍정적인 효과가 있지만 모든 임신부에게 동일하게 적용되지는 않습니다. 운동보다 안정을 취해야 하는 사례도 있죠. 따라서 임신 초기, 담당 의사와 상담한 후 본인에게 맞는 적절한 운동의 종류와 강도를 선택하는 것이 중요합니다. 일반적으로 임신 중 운동의 금기증으로는 심장병 또는 폐 질환이 동반되었을 때, 빈혈이 심할 때, 지속적으로 출혈이 있을 때, 자궁경부봉합술을 받았거나 자궁경관무력증이 있을 때, 조기진통의 위험성이 있는 다태 임신일 때, 임신중독증 및 고혈압성 질환이 동반되었을 때, 조기양막파수 및 조기진통이 동반되었을 때 등이 있습니다. 또한 저체중인 임신부는 무리한 운동을 자제해야 합니다.

2020년 미국산부인과학회에서 공식적으로 발표한 임신 중 운동 요법의 구체적인 권장 사항을 소개하면 〈표 11〉과 같습니다.[16]

어떤 일이든 해내기 전까지는 항상 불가능해 보이는 법이다.

넬슨 만델라

> 내가 만난 임산부 이야기

임신을 살 빼는 기회로!

스물여덟이던 그녀의 임신 전 체중은 90kg였다. 결혼을 일찍 했지만 생리가 불규칙해 임신이 잘 되지 않았다. 타 병원에서 배란 유도 주사를 맞고 임신했고 초음파에서 태아 심장에 구멍이 있다는 진단을 받아 임신 22주에 전원 의뢰되었다. 당시 혈압은 135/85mmHg로 높았다. 임신부의 복벽이 두꺼워 초음파가 잘 보이지 않았지만, 태아에게 심실중격결손증이 있음은 확실했다. 첫 외래에서 시행한 당뇨 검사에서도 임신성 당뇨가 확진되었다. 나는 혈당과 체중 관리의 중요성을 설명했고, 임신 기간에 가급적 체중이 늘지 않아야 한다는 점을 강조했다.

그녀는 열심히 혈당 관리를 했으며 체중도 임신 기간에 5kg밖에 늘지 않았다. 체질량 지수 30kg/m² 이상일 때 임신 중 권장되는 체중 증가인 5~9kg에서 가장 좋은 수치를 보여 준 것이다. 혈당과 체중 조절이 잘 된 덕분에 임신 34주까지 비교적 안정적인 경과를 보였다. 물론 36주에 임신중독증이 발생했고 아기가 역아로 있어 제왕절개수술을 해야 했지만. 95kg인 그녀를 수술하느라 나의 팔과 어깨의 근육들은 상당히 무리를 했다. 그러나 수술 후 회진 때 "제 뱃살 때문에 고생하셨어요, 교수님"이라며 수줍게 미소 짓는 그녀를 보니 육체적 피로가 희석됨을 느꼈다.

임신 중 비만은 대부분의 임신 합병증을 증가시킨다. 특히 당뇨와 혈압이 있을 가능성이 높아지므로 임신 전에 내과 또는 산부인과를 방문해 임신 전 평가를 하는 것이 바람직하다. 최근 시험관 임신이 많아지면서 비만이 동반된 상태에서 임신하는 사례가 점점 늘고 있다. 임신부의 비만이 임신 경과에 미치는 영향에 관해 과연 제대로 설명을 들었는지 의심스러울 때도 있다.

임신을 하면 임신부들은 초인적인 힘을 발휘한다. 내가 만나는 임신성 당뇨 임신부의 90% 이상은 혈당을 매우 잘 조절한다. 당뇨 수첩에 본인이 먹은 음식들의 종류와 양을 빼곡하게 적고 식후 1시간 혈당을 기록하며 목표치를 넘어가면 형광펜으로 칠해서 나에게 보여 준다. 혈당이 목표치(식전 〈 95mg/dl, 식후 1시간 〈 140mg/dl, 식후 2시간 〈 120mg/dl)를 일주일에 두세 번만 넘어가도 큰일 날 것처럼 걱정하고 자책한다. 나는 이러한 임신부들을 안심시키기에 바쁘다.

임신중독증으로 입원한 임신부도 마찬가지다. 임신중독증의 궁극적인 치료는 분만이기에 심한 증상이 발생하면 분만을 서둘러야 한다. 하지만 임신 28주에 임신중독증으로 입원한 임신부들은 대부분 높아진 혈압으로 본인이 힘들어도 아기를 더 품고 싶어 한다. 조산을 할까 걱정이 되어서다. 혈압이 더 이상 조절이 되지 않아 임신부 본인에게 위험하다고 이야기해도 더 버티겠다고 고집을 피우기도 한다.

조산이 걱정이 된다면 임신 전 체중 관리를 먼저 하자. 모든 일에는 동기 부여가 중요하다. 살 빼기는 너무 힘든 일이다. 그게 쉬운 사람이 있다면 맛있는 음식이 넘쳐나는 현대의 인간이 아닐 것이다. 그렇다면 임신을 동기 부여로 생각하면 어떨까? 임신 후에 발휘될 초인적인 힘(우리는 이걸 모성애라고 부른다)을 미리 발동시키자. 임신 전 체중 관리를 통해서 당뇨, 혈압, 조산 등 임신과 관련된 많은 합병증을 감소시킬 수 있다.

임신중독증이 생겼어요

의사 언제부터 머리가 아팠나요?

S 이틀 전부터요.

의사 그런데 왜 이제 병원에 왔나요?

S 막달에 생길 수 있는 증상인 줄 알았어요.

의사 (임신 후반기에 발생한 두통은 병원에 와야 하는 중요한 증상인데…….) 명치랑 오른쪽 윗배 아프지 않았어요?

S 어머, 맞아요. 머리가 아프면서 명치 부위도 좀 아팠어요.

의사 지금 많이 부은 것 같은데. 다리도 심하게 부었고요.

S 네, 일주일 사이에 다리가 많이 부었고 체중도 2kg이나 늘었어요.

의사 (첫 번째 임신이고 나이도 많고 쌍둥이 임신이면 임신중독증이 생길 가능성이 높은데······. 그런 건 인터넷을 찾아봤을 법한데 이렇게 안 좋아진 다음에 오다니·······.) 임신중독증이라서 입원해야 합니다.

S 네? 이렇게 갑자기 중독증이 생기나요?

의사 임신중독증은 대부분 갑자기 생깁니다. 임신 28주부터 2주 간격, 36주부터 1주 간격으로 병원에 오는 이유가 바로 이 질환을 일찍 진단하기 위해서예요. 임신중독증은 초기에는 증상이 없어요. 증상이 생기면 이미 심한 단계가 된 겁니다. 막달에는 일주일 만에 갑자기 혈압이 높아지기도 해서, 1주 전에 정상 혈압이었다고 하더라도 앞으로 임신중독증이 안 생긴다고 볼 수는 없어요.

의학적 지식

임신중독증은 전체 임신의 3~8%를 차지하는 비교적 흔한 질환이다. 특히 임신중독증의 빈도는 쌍둥이 임신에서 8~12%, 세쌍둥이 임신에서는 12~34%이며, 임신중독증으로 인한 조산은 전 세계적으로 약 50만 건에 달한다.[1]

임신 중 고혈압성 질환은 만성 고혈압, 임신 유도 고혈압, 전자간증, 자간증 등 네 가지로 분류된다. 만성 고혈압은 임신 전에 이미 고혈압이 있던 경우를 말하며, 임신 유도 고혈압은 임신 후부터 높아진 혈압으로 임신중독증의 임상적 특징은 없는 단계, 전자간증은 혈압이 140/90mmHg 이상이면서 임신중독증의 임상적 특징(단백뇨의 증가, 두통 발생, 간 수치와 혈소판, 신장 기능 이상 등 혈액 검사의 이상)이 있는 경우, 자간증은 임신중독증으로 발작을 하는 단계를 말한다. 이 네 가지 중 전자간증과 자간증을 임신중독증으로 정의한다.

만성 고혈압은 임신중독증 발생의 중요한 위험 인자다. 최근 우리나라에서도 임신부의 나이 및 비만도의 증가로 만성 고혈압을 가진 임신부의 빈도가 증가하는 추세다. 임신 유도 고혈압의 일부는 임신중독증으로 악화된다. 2021년 대한고혈압학회에서 우리나라 공단 자료를 이용해 발표한 자료에 따르면 2019년 기준, 29만 8,800명 가운데 임신부가 고혈압성 질환을 가진 사례는 약 2만 6,900명으로 약 9%였다.[2] 세부적으로는 만성 고혈압이 5.4%, 임신 유도 고혈압이 3.1%, 자간증과 전자간증이 1.8%였다.

꼼꼼하게 짚어 보는
Q&A

❶ 임신중독증이란 무엇인가요?

임신 20주 이후 혈압이 140/90mmHg 이상이면서 의미 있는 단백뇨가 나오면 임신중독증으로 정의합니다. 그러나 최근에는 의미 있는 단백뇨가 동반되지 않더라도 두통, 우상복부 또는 명치 통증, 시력 저하와 같은 전형적인 증상이 있으면 임신중독증으로 보는 추세입니다.

임신중독증은 기본적으로 전신 질환입니다. 임신중독증이 심해지면 두통, 간 수치 상승, 혈소판 감소, 신장 기능 저하, 폐부종 등 전신적인 증상이 발생하게 됩니다.

❷ 임신중독증은 왜 생기는 건가요?

정확히 밝혀지지 않았지만 면역학적 또는 유전적 요인 등이 관여하는 것으로 알려져 있습니다. 이른 주수에 발생하는 임신중독증은 태반 형성 장애와 관련됩니다. 병태 생리학적으로는 혈관내피세포*의 기능 저하 및 혈관의 수축이 증상의 발현과 관계한다고 합니다. 예를 들어 혈관내피세포의 기능이 떨어져 전신 부종이 생기고, 혈관의 수축으로 혈압이 높아지고 뇌출혈이 생기는 것입니다.

❸ 어떤 경우에 임신중독증이 생기나요?

임신중독증은 위험 인자가 없는 건강한 임신부에게도 갑자기 생길 수 있는 불청객 같은 질환입니다. 그럼에도 임신중독증 발생에 대한 위험 인자들은 잘 알려져 있는데, 가장 강력한 위험 인자는 이

---

* 혈관 벽을 둘러싸고 있는 세포들을 말한다.

전 임신에서의 임신중독증입니다. 이 경우는 다음 임신에서도 임신중독증이 재발할 확률이 8.4배로 증가합니다. 특히 이전 임신에서 임신중독증이 이른 주수에 발생해 조산했다면 다음 임신에서 재발할 확률이 40%까지 높아집니다.

임신 전 고혈압이나 당뇨가 있어도 임신중독증의 위험도가 각각 5.1배, 3.7배 증가합니다. 다태 임신도 잘 알려진 임신중독증 위험인자입니다. 또한 임신부의 체질량 지수가 $30kg/m^2$ 이상이면 임신중독증의 위험도는 2.8배 증가합니다. 기타 임신중독증 위험 인자들에는 첫 번째 임신, 신장 질환, 루푸스, 항인지질항체증후군과 같은 자가면역질환, 임신중독증의 가족력(엄마 또는 자매), 시험관 임신, 과거 임신과의 간격이 10년을 넘었거나 이전 임신에서 저체중 출생아를 분만했을 때 등이 있습니다.[3]

❹ 임신중독증은 왜 위험한가요?

임신중독증은 기본적으로 임신부의 질환입니다. 임신중독증이 임신부에게 위험한 이유는 혈압이 오르면서 뇌출혈이 생기거나 발작을 할 수 있기 때문입니다. 세계보건기구에 따르면 전 세계적으로 임신중독증은 모성 사망의 원인 중 14%를 차지했습니다.[4]

임신중독증의 5%에서는 태반조기박리가 생길 수 있습니다. 또한 이른 주수에 발생하는 임신중독증은 흔히 자궁내태아발육지연을 동반합니다.

❺ 임신중독증을 예방하려면 어떻게 해야 할까요?

전 세계적으로 임신중독증을 예방하기 위한 수많은 연구가 진행되었으나, 현재 효과가 있다고 알려진 치료 약물은 저용량 아스피린뿐입니다. 영국을 중심으로 유럽에서 시행된 대규모 다기관 전향적 연구(2017년 발표)에 따르면 저용량 아스피린을 임신중독증 고위험군에서 임신 16주 이전부터 복용했을 때 임신중독증(임신 34주 이전)의 발생을 약 60% 감소시켰습니다.[5] 주요 산부인과학회의 지침에 따라 〈표 12〉와 같은 위험 인자를 가진 임신부는 임신 12~16주 사이에 아스피린(81mg)* 복용을 시작하기를 권장합니다.[6]

적절한 운동 역시 임신중독증을 줄이는 데 도움이 됩니다. 연구에 따르면 일주일에 적어도 140분 이상, 심박동이 충분히 상승할 정도의 중등도 이상의 운동을 하면 임신중독증의 위험도가 약 40% 감소(95% 신뢰구간 0.37~0.90)하는 효과가 있습니다.[7] 다만 이러한 강도의 운동이 모든 임신부에게 적절하지는 않기 때문에 임신 중 중등도의 운동을 시작하기 전에는 담당 산부인과 의사와 상의해 본인에게 맞게 운동의 종류와 강도를 조절할 필요가 있습니다.

이외에 임신중독증을 줄일 수 있는 방법은 가급적 다태 임신을 피하는 것입니다. 다태 임신은 잘 알려진 임신중독증의 위험 인자입니다. 시험관 임신 시도 시 단일 배아 이식을 우선적으로 고려하면

---

* 우리나라에서는 100mg을 가장 많이 사용한다.

표 12   임신중독증 발생과 관련한 위험 인자[8]

중증(severe) 고위험군에 해당하는 위험 인자*	중등도(moderate) 위험군에 해당하는 위험 인자**
이전 임신에서의 임신중독증(특히 조산과 같은 불량한 임신 결과 동반) 다태 임신 만성고혈압 임신 전 당뇨 신장 질환 루푸스, 항인지질항체증후군과 같은 자가면역질환	첫 번째 임신 35세 이상 비만(체질량 지수: > 30kg/m²) 임신중독증의 가족력(엄마 또는 자매) 시험관 임신 과거 임신과의 간격 10년 경과 이전 임신에서 저체중 출생아 분만

조산과 임신중독증의 위험도를 낮출 수 있습니다.[9]

❻   어떤 증상이 있을 때 임신중독증을 의심해야 하나요?

임신중독증의 초기 단계에는 증상이 없습니다. 산전 진찰 과정에서 임신 28주 이후에 2주 간격으로, 36주 이후 1주 간격으로 병원에 가는 가장 중요한 이유가 바로 임신중독증을 일찍 진단하기 위해서입니다. 진료를 통해 혈압이 높아졌는지 확인하거나 높아지는

---

*   한 가지 이상 해당되면 아스피린을 복용한다.
**   두 가지 이상 해당되면 아스피린 복용을 고려한다.

추이를 인지합니다.

임신중독증의 진행 단계에서 가장 중요한 증상은 두통입니다. 임신 20주 이후에 두통이 지속된다면 병원을 방문해야 합니다. 기타 흔한 증상으로는 손과 얼굴의 부종, 갑작스러운 체중 증가, 명치 또는 우상복부 통증, 설명할 수 없는 구역, 구토, 가쁜 숨 등이 있습니다.[10]

❼ 임신중독증은 어떻게 치료하나요?

임신중독증의 근본적인 치료는 출산입니다. 임신중독증은 출산 전에 경증에서 중증으로 진행되기 때문에 임신중독증이 심하다면 즉각적인 분만이 필요합니다. 그렇기에 이른 주수에 발생한 심한 임신중독증은 조산의 원인이 될 수밖에 없습니다.

심하지 않은 임신중독증은 증상이 중증으로 진행되지 않는지 지켜보면서 임신 기간을 늘리기 위한 보존적 치료를 합니다. 임신중독증이 심하지만 당장 분만하지 않는다면 혈압 조절, 발작 예방 등에 효과적인 약제를 투여하고 임신부와 태아의 상태를 집중 관찰해야 합니다.

❽ 분만을 하면 바로 좋아지나요?

임신중독증의 치료는 분만이 맞지만 출산 후 모든 증상이 즉각적으로 좋아지지는 않습니다. 일반적으로 혈압이 정상화되는 데 평균 2~4주가 걸립니다. 임신중독증의 가장 위험한 증상인 발작도 출산 후 48시간까지 나타날 수 있고 드물게는 48시간 이후에도 발생할 수 있다고 보고됩니다. 임신중독증이 있는 산모는 출산 후 회복 과정에서도 면밀한 관찰이 필요합니다.

❾ 임신중독증은 출산 후 건강에 어떤 영향을 미치나요?

임신 중 임신중독증이 있던 경우, 출산 후 장기적으로 심혈관계의 위험도가 증가합니다. 특히 심한 임신중독증은 고혈압과 제2형 당뇨가 발생할 확률이 각각 6배, 4배가량 높습니다. 또한 뇌졸중과 허혈성 심장 질환의 위험도도 각각 1.8배, 2.2배 증가한다고 알려져 있습니다.[11]

따라서 출산 후에도 정기적으로 혈압을 측정해 심혈관계 질환에 대한 정기검진을 꾸준히 받아야 합니다. 어떤 관점에서는 임신이 심혈관계 질환의 위험도를 알아볼 수 있는 좋은 기회가 되기도 합니다.[12]

시간은 모든 것을 삼켜버리는 본연의 의무를 수행한다.

박웅현 『다시, 책은 도끼다』 (북하우스)

> 내가 만난 임산부 이야기

임신의 불청객, 임신중독증

일요일 오후, 당직 전공의에게 전화가 왔다.

금요일 외래에서 갑자기 혈압이 오른 임신부가 있었다. 서른 아홉의 초산부로 임신 32주까지 정상 혈압이었는데 34주 외래에서 혈압이 140/90mmHg으로 높아진 것이 확인되었다. 다행히 심한 임신중독증 증상인 두통은 없었지만, 상복부 불편감이 약간 있었다. 나는 임신중독증이 의심되니 바로 입원해야 한다고 설명했다. 갑작스러운 입원 결정에 임신부는 당황하는 기색이 역력했다. 임신중독증에 관해 간단히 설명하며 이 질환에 대해 들어 보았는지 묻자 임신부는 처음 듣는다고 답했다. 이렇게 중요하고 빈번하게 발생하는 질환에 대해 전혀 들어 보지 못했다니 당혹스러웠다. 임신중독증의 빈도는 약 5~8%로 흔한 임신 합병증이다. 더군다나 고령의 초산부는 임신중독증의 중요한 위험 인자다.

임신부와 아기가 모두 위험할 수 있다는 설명을 들은 임신부의 친정어머니는 "세상에 이런 병이 왜 생긴다요?"라고 했다. 나는 임신중독증의 정확한 원인은 명백히 밝혀지지 않았지만, 여러 위험 인자에 대해서는 이미 잘 알려져 있고 초산부와 고령은 중요한 위험 인자라고 설명했다. 입원 후 임신중독증의 중증도를 나누는 여러 혈액 검사와 소변 검사를 시행할 예정이며, 아주 심한 임신중독증이면 즉각 분만해야 하고 심하지 않아도 언제 중증 증상이 나타날지 모르기 때문에 입원을 지속하면서 임신부와 태아에 대한 모니터가 필요하다고 말했다.

임신부와 보호자는 그래도 왜 입원을 해야 하는지 이해하지 못하는 눈치였다. 다시 한 번 임신중독증은 단순 질환이 아닌 전신 질환이며 간 수치가 오르기도 하므로 당장 입원해야 한다고 단호하게 말했다. 아니나 다를까. 검사 결과 간 수치는 이미 100(정상은 40)을 넘었고 혈소판도 8만 개(정상은 10만 개 이상) 정도로 감소한 것이 확인되었다. 입원 다음 날인 토요일 오전에는 태아의 심박동 이상도 일시적으로 발생했다. 일요일 아침에 진행한 혈액 검사에서 간 수치에 변동이 없어 월요일 오전에 수술하기로 결정한 상태였다.

일요일, 심포지엄 강의 후 퇴근하는 엘리베이터에서 받은 전화에서 당직 전공의는 환자에게 상복부 통증이 발생했다고 했다. 일단 혈액 검사를 다시 해 보라고 지시한 후 집으로 갔다. 가족과 저녁을 먹는데 7시 반경 또 한 번 전화가 울렸다. 오전에 100이던 간 수치가 300을 넘었고 무엇보다 임신부의 증상이 악화되었다는 보고였다. 응급수술이 필요한 상황이었다. 다시 병원으로 향했다. 아기는 임신 34주에 약 1.7kg으로 다소 작게 태어났지만 다행히 수술장에서 잘 울었고 신생아중환자실로 이동했다.

임신중독증은 이런 병이다. 입원 직후 또는 하루이틀 만에 분만 또는 수술이 결정될 수 있는 질환. 초기에는 혈압만 높을 뿐 아무런 증상이 없다가 갑자기 증상이 생기거나 검사 소견이 악화되기도 한다. 만약 금요일에 입원하라는 말을 듣지 않았다면 임신부와 태아는 어떻게 되었을지 아찔하다.

자연분만과 제왕절개수술, 선택이 어려워요

L은 서른여덟에 첫 번째 임신을 했다. 임신 30주가 되니 어떻게 아기를 낳아야 할지 슬슬 고민이 된다. 주변 친구들에게 물어 보니 자연분만이 너무 힘들었다며 고생하지 말고 선택제왕을 하라는 친구도 있고, 순산을 한 친구는 자연분만을 하니 회복이 너무 빨라서 좋았다고 이야기하기도 한다. 또 어떤 친구는 유도분만은 수술로 갈 확률이 높으니 유도분만을 할 바에야 수술을 권한다고 했다. 사람마다 의견이 다르니 어떻게 해야 할지 모르겠다.

의학적 지식

OECD 국가의 제왕절개수술률을 비교한 자료에 따르면 2022년을 기준으로 제왕절개수술률이 가장 높은 나라는 튀르키예로 60.1%, 우리나라는 56.8%, 미국은 32.1%였다.[1] 제왕절개수술률이 낮은 나라는 북유럽 국가인 노르웨이, 스웨덴으로 각각 16.1%, 18.9%였다.

나라마다 현저한 차이를 보이는 제왕절개수술률에는 산모의 나이, 키와 같은 신체적 특성을 비롯해 의료 시스템, 출산율 등이 관여한다. 우리나라는 OECD 국가 중 산모의 연령이 가장 높고 출산율이 가장 낮은 나라다. 2022년을 기준으로 우리나라의 첫째아 출산 연령은 32.8세, 합계출산율은 0.78이었던 반면, 같은 해 미국의 첫째아 출산 연령은 27.4세, 합계출산율은 1.67이었다.[2]

출산율이 높을수록 경산부가 많아져 제왕절개수술률은 낮아진다. 아기를 1명만 낳는다면 수술을 선택할 가능성이 증가하고, 2명 이상 낳는다면 자연분만의 확률이 높아지기 때문이다. 그럼에도 튀르키예의 합계출산율은 2022년 기준 1.62로 우리나라보다 현저히 높고, 첫째아 출산 연령은 26.8세로 우리나라보다 평균 6세나 낮음에도 2021년에 58.4%의 제왕절개수술률을 기록했다는 사실이 놀랍다. 초저출산율에 급증하는 고령 산모 및 다태 임신 등을 고려하면 우리나라의 제왕절개수술률은 결코 높지 않다는 생각까지 하게 된다.

일반적으로 제왕절개수술은 자연분만에 비해 산모의 이환율이 2배가량 증가되는 것이 사실이다. 구체적으로는 출혈, 감염, 혈전증, 마취합병증, 방광과 같은 주변 장기 손상 등이 있다. 캐나다에서 역아로 계획된 제왕절개수술을 시행한 4만 6,766명과 자연분만을

표 13 역아로 계획된 제왕절개수술을 시행한 군과 자연분만을 시도한 군의 산모 이환율 비교[3]

	제왕절개수술군 (4만 6,766명)	자연분만 시도군 (229만 2,420명)	보정 오즈비*
산모 전체 이환율	1,279(27.3%)	20,639(9.0%)	3.1(3.0~3.3)
자궁적출술을 요하는 출혈	12(0.3%)	254(0.1%)	2.1(1.2~3.8)
수혈을 요하는 출혈	11(0.2%)	1,500(0.7%)	0.4(0.2~0.8)
마취합병증	247(5.3%)	4,793(2.1%)	2.3(2.0~2.6)
산욕기 정맥혈전증	28(0.6%)	623(0.3%)	2.2(1.5~3.2)
주요 산욕기 감염	281(6.0%)	4,833(2.1%)	3.0(2.7~3.4)
수술 부위 벌어짐	41(0.9%)	1,151(0.5%)	1.9(1.4~2.5)
평균 입원 일수	3.96(± 1.36)일	2.56(± 1.36)일	

시도한 229만 2,420명의 출산 관련 합병증을 비교한 대규모 연구에 따르면 전체적인 산모의 이환율은 제왕절개수술이 자연분만에 비해 약 3.1배 높았다.[4] 〈표 13〉에서 보는 바와 같이 수혈을 요하는 출혈은 두 군간에 차이가 없지만, 자궁적출술을 요하는 정도의 심한 출혈은 제왕절개수술에서 2.1배 높았다. 드물지만 산과적으로 중요한 질

*   주요 교란 변수(산모의 나이, 35세 이상 유무, 분만 연도 등)를 보정한 결과다.

환인 정맥혈전증의 빈도도 수술 시 2.2배 증가되었다. 제왕절개수술은 개복 수술이기 때문에 간혹 수술 부위가 벌어질 수 있는데 이 확률도 자연분만에 비해 1.9배 증가했다. 참고로 이 연구에서 자연분만 시도군 중 응급제왕절개수술을 시행한 사례는 8.2%였고, 흡입분만, 겸자분만 등 기구를 사용해 분만한 사례는 13.9%였다.

우리나라의 제왕절개수술률은 2019년 50.6%에서 2023년에는 63.8%로 지속적으로 늘고 있는데[5] 관련 요인으로 출산율 저하, 임신부의 연령 및 다태 임신, 선택제왕절개수술 증가 등을 들 수 있다. 특히 임신부의 연령 증가는 수술률과 직접적으로 연관된다. 2005년부터 2019년까지 우리나라 초산모 약 360만 명을 대상으로 한 연구를 살펴보면 나이에 따른 제왕절개수술률은 〈표 14〉와 같았다.[6] 다만 이 연구는 다태 임신이 포함된 결과이기 때문에 단태 임신의 경우에는 이보다 약간은 더 낮은 편이라고 해석할 필요가 있다.

선택제왕절개수술이 증가하고 있는 것은 세계적인 추세다. 이와 관련된 요인으로는 임신부의 연령 증가, 수술 및 마취의 발전에 따른 합병증의 감소, 임신부의 선택, 사회적 요인 등이 복합적으로 관여한다. 지침에 따르면 선택제왕절개수술을 원하는 경우, 의사는 제왕절개수술이 향후 임신에서 전치태반, 유착태반의 발생 및 이로 인한 위험도가 증가될 수 있음을 설명하고 충분하게 상담하고 임신 39주 이후에 시행할 것을 권하고 있다.[7]

임신부가 자연분만을 잘할 수 있을지 아니면 진통을 하다가

표 14 　우리나라 초산모에서 나이에 따른 제왕절개수술률[8]

연령 구간	25세 미만	25~29세	30~34세	35~39세	40~44세	44세 이상
대상자 수	15만 3,818명	84만 5,355명	173만 8,299명	78만 7,530명	15만 1,519명	9,296명
제왕절개 수술률	29.5%	34.7%	40.5%	52.5%	65.3%	74.0%
다태 임신율	1.4%	2.0%	3.6%	6.0%	5.1%	3.5%

수술하게 될지 100% 정확하게 예측할 방법은 없다. 다만 임신부의 나이, 키, 체질량 지수, 진통이 걸린 후 태아가 산도를 내려오는 방향 등은 자연분만과 밀접하게 관련이 있다.

먼저, 젊을수록 자연분만을 잘할 가능성이 높다. 물론 나이가 많다고 자연분만을 못하는 것은 아니다. 아기를 낳는 과정은 20대와 40대가 상당히 다를 수밖에 없다. 이는 진통 과정과 관련이 있다. 진통 1기(대개 자궁문이 3~4cm 이상 열린 상태에서 시작)는 본격적인 진통이 시작된 후 자궁문이 10cm 모두 열릴 때까지의 시간이고, 진통 2기는 자궁문이 열린 후 태아가 나오기까지의 시간이다. 진통 2기에 태아 머리의 하강이 이루어지고 자궁수축력에 맞추어 임신부가 힘주기를 잘해야 아기가 나오는데 이 단계에서 젊은 임신부들이 힘을 더 잘 준다. 마치 젊은 사람이 철봉에 오래 매달리기를 잘하는 것과 같은 이치다. 하지만 나이가 많다고 해서 모두 철봉에 오래 매달리지 못하는 것은 아니듯 나이가 많아도 힘을 잘 주는 사람은 있다(물론 그 반대의 경우도 마찬가지다). 특히 평상시에 운동을 많이 했거나, 폐활량이 높거나, 날씬하면 나이가 많아도 자연분만에 유리하다. 이러한 관점에서 운동선수나 성악가, 모델 들은 자연분만에 최적화된 신체를 가졌다고 할 수 있다.

임신부의 키 역시 중요하다. 임신부들이 걱정하는 아기의 머리 크기보다 적어도 2배 이상 중요한 부분이 임신부의 키다. 키가 큰 임신부는 상대적으로 골반이 넓은 경우가 많다. 반대로 키가 작은 임신부는 대부분 골반이 좁다. 그렇기에 키가 작은 여성은 상대적으로 진통을 오래 하고 힘들게 아기를 낳을 가능성이 증가한다. 임신부의 키가 170cm가 넘는데 선택제왕절개수술을 요청하면 하는 나는 두세 번 설득하면서 자연분만을 권한다. 키가 큰 북유럽 여성들은 이러한 면에서 자연분만에 유리하다.

비만도는 자연분만의 성공에 관여하는 잘 알려진 주요 인자 중 하나다. 만삭에 자연분만을 시도한 단태 임산부 2,765명을 대상으로 한 국내 연구에 따르면 임신부의 나이, 신생아 체중 등을 보정했음에도 임신 전 과체중 또는 비만이던 임신부는 정상 체중인 임신부에 비해 진통하다가 응급수술을 하게 될 확률이 2.5배 높았다.[9] 비만도가 높다고 해서 그 자체로 수술을 해야 하는 것은 아니다. 체질량 지수가 높아도 키가 크고 골반이 넓으면 오히려 자연분만을 매우 쉽게 하는 사례도 많기 때문에 산부인과 진찰을 통해서 골반 크기를 파악하고 신중하게 결정해야 한다.

진통이 걸린 후 태아가 산도를 내려오는 방향 또한 중요하다. 태아는 자궁경부가 점진적으로 열리면서 산도를 통과하며 내려온다. 이 과정에서 태아가 땅을 보면서 고개를 숙이고 내려와야 자연분만에 가장 유리하다. 반대로 하늘을 보면서 내려오는 태아는 분만 과정이 더디게 진행한다. 자궁문이 다 열린 상태에서도 태아의 머리가 지속적으로 하늘을 보고 있다면 수술을 할 가능성이 높아진다.

꼼꼼하게 짚어 보는
Q&A

❶ 제가 자연분만을 잘할 수 있을까요?

아기를 잘 낳을 수 있을지는 진통을 해 봐야 알 수 있습니다. 진통이 걸리기 전에 시행한 진찰 소견에서는 골반이 좁았는데 막상 진통이 시작되고 아기가 골반, 즉 산도에 잘 적응해 내려오면서 순산하는 사례도 있기 때문입니다. 반면 진통 전 진찰 소견에서 골반 크기도 양호하고 아기도 크지 않았으나 막상 진통 중 분만 진행에 실패하거나 태아 심박동 이상으로 응급 제왕절개수술을 하게 되는 일도 드물지 않습니다.

출산의 과정은 사람의 생김새만큼 다양합니다. 진통과 출산, 새 생명의 탄생 과정은 결코 정해진 공식처럼 진행되지 않습니다. 성공적인 자연분만에는 임신부의 나이와 키, 비만도, 출산의 과거력, 골반의 크기, 자궁경부의 상태, 태아 크기, 자궁수축력, 자궁문이 다 열린 이후에 임신부 본인이 힘주기를 얼마나 잘하는지 등의 요인이 복합적으로 작용합니다.

개인적으로는 초산부 중에서도 자연분만을 하기 어려운 요소(나이가 많고, 키가 작고, 체중이 많이 나가며, 골반은 좁고, 아기는 큰 경우)를 많이 가진 임신부가 아니라면 가능한 한 자연분만에 최선을 다해 보면 좋겠다는 의견입니다. 물론 저도 임신부의 신체적 조건, 진찰 소견, 태아의 상태 등 여러 가지를 종합해 자연분만에 실패할 가능성이 매우 높다고 판단되면 제왕절개수술을 먼저 권하기도 합니다.

❷ 자연분만 시 회음절개를 꼭 해야 하나요?

회음절개를 하지 않으면 열상 없이 아기를 낳을 수 있으리라는 생각은 오해입니다. 출산 과정에서 회음부 열상은 대부분 아기의 머리가 산도를 통과하는 과정에서 발생합니다. 아기의 머리가 상대적으로 작으면 열상이 적을 수 있고, 머리가 크면 열상이 클 수 있으나 반드시 그런 것은 아닙니다.

우리나라 임신부들은 체구가 작은 편이고 아기는 상대적으로 머리가 크기 때문에 초산부를 기준으로 회음절개가 필요한 상황이 서양에 비해 많습니다. 아기를 낳은 경험이 많다면 회음절개가 필요하지 않을 가능성이 높습니다. 다만 이 경우라도 아기의 머리가 나오면서 발생한 열상은 잘 봉합해 주어야 합니다.

❸ 자연분만과 제왕절개수술에는 어떤 차이가 있나요?

일반적으로 제왕절개수술은 자연분만에 비해 출혈, 감염, 혈전 등 출산에 따른 합병증의 빈도가 2배 정도 높습니다.[10] 또한 첫 번째 임신에서 수술을 받았다면 다음 임신에서도 대부분 수술을 해야 하므로 첫 번째 임신에서의 수술을 신중히 결정하는 것이 좋습니다. 산부인과 교과서에서는 자녀를 2명 이상 출산할 계획이 있다면 자연분만에 최선을 다하도록 권하고 있습니다.

자연분만은 출산 후 회복이 빠른 반면에 요실금과 관련성이 있습니다. 다만 제왕절개수술을 한다고 해서 요실금이 전혀 발생하지 않는 것은 아닙니다. 요실금은 나이가 들면서 골반 근육의 약화에 따라 빈번하게 생깁니다. 이는 골반 근육 운동을 통해 호전될 수 있습니다.

한편, 자연분만은 진통부터 분만까지의 시간이 초산을 기준으로 대략 10시간 이상 걸리지만(경산부의 진통 시간은 초산에 비해 상당히 줄어듭니다) 제왕절개수술은 보통 1시간 내외로 끝납니다.

❹ 유도분만을 하면 제왕절개수술을 할 확률이 증가하나요?

과거에는 유도분만 시 자발적으로 진통이 걸린 경우보다 제왕절개수술률이 약 2배 증가하는 것으로 알려져 있었습니다. 그러나 최근 많은 연구에서 유도분만 자체는 제왕절개수술률을 높이는 독립적 원인이 아니라고 밝혀졌습니다.[11] 자연 진통이 오지 않는 상태에서 유도분만을 할 수밖에 없는 상황에 관여하는 요인 자체가 수술률의 증가와 관련 있다는 것입니다. 제왕절개수술률을 높이는 중요한 요인은 임신부의 나이, 비만도, 자궁경부의 상태 등이었습니다.[12]

첫 번째와 두 번째 임신의 유도분만 성공률에는 큰 차이가 있습니다. 첫 번째 임신에서 자연분만을 잘했다면 두 번째 임신에서 유도분만은 대부분 순조롭게 진행됩니다.

❺ 유도분만은 언제 하나요?

유도분만은 임신의 유지보다 분만 시도가 임산부와 태아의 건강에 도움이 되는 '의학적' 상황에서 결정됩니다. 간혹 첫아기를 급속분만한 과거력이 있거나 집과 병원의 거리가 너무 멀어 병원에 오는 도중 분만이 이뤄질 가능성이 있을 때, 중요한 시험을 앞두어 분만을 서둘러야 할 때 등 '사회적' 이유로도 유도분만을 결정하기도 합니다.

유도분만의 대표적 적응증은 분만 예정일이 지나도 진통이 없는 경우입니다. 예정일이 얼마나 지나고 유도분만을 시행할지는 의

사나 병원 또는 나라에 따라 견해가 다를 수 있습니다. 제가 전공의를 하던 약 30년 전에는 유도분만을 주로 임신 42주에 했고 따라서 아기가 태변 착색이 심하게 되어 나오는 일이 많았습니다. 태변 착색은 예정일을 넘길수록 빈도가 높아집니다. 그러나 2000년 이후부터 42주보다는 41주에 유도분만을 하는 사례가 많아지기 시작했습니다. 덴마크는 2011년 유도분만의 시기를 42주에서 41주로 나라의 지침 자체를 바꾸었는데, 그 결과 제왕절개수술률이 증가하지 않으면서 자궁내태아사망, 신생아사망의 빈도가 의미 있게 감소하는 긍정적 효과가 있었습니다.[13]

2018년에 미국에서 약 6,000명을 대상으로 한 대규모 연구가 진행되었는데 임신 39주에 저위험 초산부들에게 시행된 유도분만이 오히려 제왕절개수술률을 낮춘다는 사실이 밝혀졌습니다.[14] 'ARRIVE(A Randomized Trial of Induction Versus Expectant Management)'라고 불리는 이 결과는 산과학 분야에 하나의 획을 그은 중요한 연구로 평가받고 있습니다. 따라서 최근에는 임신 39주에 저위험 초산부들에게 유도분만에 대한 선택권을 제시하는 사례가 많아지고 있습니다.

❻ 제왕절개수술은 몇 번까지 할 수 있나요?

횟수에 관한 절대적 기준은 없지만 첫 번째 수술보다 두 번째 수술에서, 두 번째보다 세 번째 수술에서 복강 내 유착의 빈도가 증가합니다. 여러 번 수술하다 보면 자궁과 방광이 붙기도 합니다. 이럴 때는 다음 수술을 큰 병원에서 받기를 권합니다.

제왕절개수술로 인한 유착으로 일상생활에 불편함을 느끼는 일은 거의 없습니다. 여러 번의 제왕절개수술로 힘든 사람은 임신부가 아니라 수술을 하는 집도의입니다. 수술 시 장기 손상에 주의하며 집중해서 수술을 해야 하니까요.

> 인생은 내가 생각한 방향대로 흘러가지 않는다. 하지만 훌륭할 수 있다. 내가 생각한 방향에만 답이 있는 것은 아니다. 답은 모든 방향에 있다. 순간순간에 집중할 일이다.
> 박웅현 『문장과 순간』 (인티N)

내가 만난 임산부 이야기

자연분만 대 제왕절개수술

그녀는 마흔둘의 초임부였다. 시험관 시술 열 번째, 결혼한 지 9년 만에 단태 임신을 했다. 어렵게 임신한 임신부는 자연 임신한 임신부에 비해 임신 합병증이 발생할 가능성이 증가되기에 나도 조심스럽게 임신 경과를 살폈다. 다행히 임신성 당뇨도 없었고 고혈압도 발생하지 않았다. 항인지질항체증후군이라는 자가면역질환이 있었지만 심한 상태는 아니었다.

　　10년 동안의 힘들었던 임신 과정을 보상받기라도 하듯 임신 경과는 매우 순조로웠고 아기도 감사하게 주수에 맞게 잘 커 주었다. 어느덧 임신 35주가 되어 분만을 어떻게 할지 정해야 하는 시점이 왔다. 그녀에게 아기를 어떻게 낳고 싶냐고 먼저 물었다. 그녀는 "특별히 수술을 먼저 생각하지는 않았어요"라고 대답했다. 나는 산부인과적 진찰을 해 본 후 상의하자고 말했다. 사실 말은 그렇게 했지만 나의 마음은 이미 자연분만 쪽으로 기울어져 있었다. 그녀는 키가 169cm였고, 체중이 7kg밖에 늘지 않았으며 현재 68kg에 불과했기 때문이었다.

　　산부인과적 진찰 소견에서 골반의 크기는 아주 넓은 편은 아니었지만 나쁘지 않았다. 그녀도 자연분만에 최선을 다하길 원했고, 나도 임신부의 신체 조건을 고려해 수술을 먼저 하기보다 자연분만을 시도하는 것이 좋겠다고 판단했다. 그녀는 진통을 하다가 수술할 수 있다는 부분에 대해 충분히 이해하고 동의했다.

　　임신 39주가 되었다. 진찰 결과 자궁경부가 1cm 열린 것을 확인했고 유도분만을 결정해 입원을 권유했다. 다음 날 아침 일찍부터 촉진제가 투여되었으며 진통이 하루 만에 걸렸다. 이 임신부의 진통의 1기는 11시간이 걸렸고(이 정도면 초임부의 평균 시간이다) 자궁문이 다 열리고 힘주기를 한 시간은 1시간밖에 걸리지 않았다(이는 초임부의 평균보다 빨랐다). 자연분만을 하고 2시간이 지나고부터 산모는 병동을 걸어 다녔다. 이런 산모가 선택제왕절개수술을 했으면 어땠을까? 수술 당일 계속 누워 있어야 했을 것이고 수술 다음 날이 되어서야 아픈 배를 움켜쥐고 병동에서 보호자의 부축을 받으며 움직여야 했을 것이다.

임신부들은 아기 머리가 크면 낳기 어렵다고 걱정하는데 키가 큰 임신부들은 그럴 필요가 없다. 나같이 키가 작은 사람이 걱정해야 한다. 나는 스물여덟에 첫째 아이를 출산했는데 진통 2기가 2시간 40분이나 걸렸다. 자궁문이 다 열린 후 2시간 이상 힘주기를 해서 흡입분만으로 겨우 자연분만을 했다. 그 당시 나의 키는 156cm였다. 역시 임신과 출산은 불공평하다. 아니 불공평하다기보다 다채롭다고 말하는 것이 맞겠다.

부록: 책 추천

　나이가 들면서 좋은 점 중 하나는 아침에 일찍 눈이 떠진다는 것이다. 새벽에 베란다 의자에 앉아서 책을 읽는 순간은 온전히 나를 위한 시간으로, 피곤한 어제를 치료하고 앞으로 힘들 오늘을 견디게 해 주는 비타민과도 같다.

　책을 읽는다는 것은 커피 두 잔의 값으로 타인의 삶 중에서 가장 빛나는 조각들을 엿보는 것이라고 한다.[1] 나는 책을 읽는다는 것은 힘든 세상을 살아가는 데 예방접종을 맞는 일과 같다는 생각이 들었다.

　새벽 시간을 이용해 독서를 하면서 예비 부모들이 읽었으면 하는 책들이 있었다. 책에 있는 구절들을 메모해 진료실에서 읽어 주고 싶었다. 간혹 회진을 돌며 책에서 읽은 문구를 이야기하기도 했다. 하지만 우리의 진료 현장은 시간과 공간의 제약이 있을 뿐 아니라 그리 정서적인 환경이 못 된다. 더군다나 예방접종이라는 것은 병에 걸린 다음에는 효과가 없다.

그동안 새벽에 읽은 책들 중에서 임신과 출산을 준비하는 부부에게 도움이 될 만한 것들을 추려 보았다. 임신과 출산이라는 특별히 숭고하고 위대한, 그러나 때때로 힘들 수 있는 길을 걸어가는 부부에게 이 책들이 예방접종의 효과를 넘어서 용기와 위안을 주리라 믿는다.

로맹 퓌에르톨라 『다운증후군 가스파르, 어쩌다 탐정』(한울림스페셜)

작가의 엄청난 상상력에 놀라며 읽은 책. 작가는 다운증후군에 대한 선입견을 말하고 싶어서 이 책을 쓰지 않았을까 싶다. 기발한 반전 카드가 있어 더욱 흥미진진하다.

임신을 하면 대부분 태아의 목덜미 투명대 검사와 혈액 검사를 통해 다운증후군에 대한 선별 검사를 시행한다. 그러나 막상 다운증후군이 어떠한 질환인지 모르는 경우가 많다. 그러한 의미에서 이 책이 도움이 될 것으로 기대한다.

"나한테는 남들보다 염색체가 하나 더 있다. 이케아 옷장을 다 조립했는데 어디에 써야 할지 모르는 부품이 아직 남아 있는 것과 같다."

조병국 『할머니 의사, 청진기를 놓다』 (삼성출판사)

6만 입양아의 주치의이자 엄마였던 홀트아동병원 조병국 원장의 50년 의료 일기. 2009년에 출간된 책으로 지금은 절판되었다는 사실이 안타깝다(나는 이 책을 중고서점에서 사서 읽었다). 조병국 선생님 같은 분이 우리나라 의료계에 있었다는 사실에 감사하다. 사연 하나하나가 놀랍고 감동적인 데다 마음속 깊이 새겨 놓아야 할 구절들로 가득하다.

"힘들고 고된 삶이라도 포기하지 말고 살아서 내 인생이 어떠한 선물을 준비하고 있는지 두 눈을 부릅뜨고 지켜볼 일이다."

두 살배기 아들을 안고 기차로 뛰어든 엄마 품에서 살아남은 아이. 비록 두 다리를 잃었지만 미국에서 의족을 만드는 양부모를 만나 환하게 웃고 있는 그 아이의 모습은 너무나 놀라웠다. 받은 사랑을 그대로 세상에 베푸는 뇌성마비 의사 영수의 이야기는 또한 얼마나 감동적인지.

쉽게 오는 생명은 없음을, 어렵게 태어나서 힘들게 자라는 생명이 많음을 이 책은 알려 준다. 그 힘들게 자란 생명들이 환하게 웃고 또 의사가 되는 과정을 우리는 기적이라고 불러야 할 것이다. 생명을 어떻게 대해야 하는지를 알려 주는 고전 같은 책이다.

강인식 『아프기만 한 어른이 되기 싫어서』(원더박스)

혈우병으로 생사를 오가느라 중고등학교를 가지 못한, 그러나 서울대학교 인문대에 합격한 박현묵 학생의 이야기를 담아낸 책이다. 박현묵 학생은 『반지의 제왕』을 쓴 존 로널드 톨킨의 덕후로 '중간계로의 여행'이라는 팬카페에서 활동하다가 『끝나지 않은 이야기』를 시작으로 번역가로서 일하게 된다.

집에서 공부방을 열고 아들을 키운 엄마의 고생과 어려운 상황에서도 밝고 긍정적인 성향을 아이에게 물려준 부모의 에너지가 존경을 넘어 전율로 느껴진다. 혈우병을 대하는 박현묵 학생의 태도가 존경스럽다.

"내가 무엇을 못했다면 그것은 나태함 때문이에요. 장애 때문이 아니죠. 나의 10대는 나태함에 아픔이 양념처럼 뿌려져 있는 상태였어요. 혈우병도 장애도 저의 주인은 아니었어요."

박현묵 학생은 신약 치료를 받으며 새로운 삶을 살게 되었는데 한림대학교 소아청소년과 김준범 교수가 권한 임상 시험에 등록한 것이 계기였다. 김준범 교수는 박현묵 학생의 대입 추천서를 써주었다고 한다. 현대 의학의 한계를 극복하기 위해 반드시 필요한 '임상 시험'에 대한 오해를 없애고 긍정적인 생각을 갖도록 하는 점도 좋았다.

신승건 『살고 싶어서 더 살리고 싶었다』 (위즈덤하우스)

선천성 심장병으로 세 살 때 처음 심장수술을 받고, 초등학교 4학년 때 두 번째 수술을, 고등학교 1학년 때 세 번째 수술을 받은 저자. '외과의사가 된 어느 심장병 환자의 고백'이라는 부제가 달린 책으로 단숨에 읽었다.

외과 전공의 수련을 받으면서 근무하는 병원 외상 센터의 부적절했던 일에 대해서 사실을 솔직하게 밝히고 자신이 환자로서 진료받은 한 대학 병원의 검사실의 오류를 진지하게 지적한 부분이 마음에 들었다. 글솜씨 또한 훌륭했다. 저자는 에필로그에서 딸을 위해 쓴 글임을 밝혔는데 내가 『태어나줘서 고마워』를 쓴 이유와 정확히 일치해서 놀랐다.

"배우려고 하면 얼마든지 배울 것이 널린 게 우리의 인생이다. 일어서려고 하면 아무리 절망적인 상황에서도 일어설 수 있는 것이 우리의 인생이다. 감사하려고만 하면 매 순간 감사할 수 있는 게 우리의 인생이다."

이 책은 심장병이 무엇인가를 하지 못할 이유가 되지는 않음을 알려 준다. 저자의 심장병 및 세 번의 수술은 의사가 되기로 결심하는 직접적인 계기가 되었다. 실제로 나는 아기가 선천성 심장병을 진단받게 되는 경우 부모들에게 이 책을 많이 권했다.

폴 칼라니티 『숨결이 바람 될 때』 (흐름출판)

'서른여섯 젊은 의사의 마지막 순간'이라는 설명을 읽고 이 책을 펼쳐 보지 않을 수 없었다. 스탠퍼드대학교에서 영문학 석사를 받고 신경외과 의사가 된 저자. 힘든 신경외과 전문의 수련이 끝나는 시점에 폐암 말기를 진단받았고, 시험관 임신을 통해 아기를 갖기로 결심하며 아버지가 된다. 자신의 생이 얼마 남지 않은 상태에서 아버지가 되기로 결심한 저자의 결정은 놀라웠다. 임신과 출산은 죽음 앞에서도 그 숭고한 가치를 잃지 않음을 저자를 통해 우리에게 알려준다.

김혜남 『만일 내가 인생을 다시 산다면』 (메이븐)

정신과 의사이자 두 아이의 엄마로 힘들게 살아가던 43세의 그녀에게 닥친 것은 파킨슨병이었다. 약 기운이 떨어지면 한 발자국을 내딛는 것도 힘들어졌지만 파킨슨병을 진단받고도 10권의 책을 냈다고 하니 역시나 역경은 분명한 선물이 맞는 것 같다. 좋은 내용 투성이라 끊임없이 메모하며 읽었다.

"하나의 문이 닫히면 또 다른 문이 열린다"는 헬렌 켈러의 말이 인용되어 있고, 내가 환자에게 종종 이야기하는 "아무리 착하게 살아도 불행이 찾아올 때가 있다"는 문구도 나온다. 임신 중 역경이 찾아오더라도 이 문구들을 생각하면서 잘 버텨 보자. 그러면 또 다른 문이 열릴 것이다.

김혜남 『서른 살이 심리학에게 묻다』 (갤리온)

내가 읽은 김혜남 선생님의 두 번째 책. 제목에서는 30대를 언급하고 있지만 연령 불문하고 권하고 싶은 책이다. 저자도 인생에서 가장 잘한 일을 두 자녀를 낳은 일이라고 하니 공감 백배! 아기를 키우는 일은 꼬마와 왈츠와 추는 일과 같다는 표현이 기억에 남았다. 혹시 '난 아기는 안 낳을 거야'라고 생각하는 젊은이들이 있다면 이렇게 이야기하고 싶다. "꼬마와 왈츠 추지 않으실래요?"

"아이는 그저 진심으로 자신을 사랑해 주는 누군가가 있으면 잘 성장하게 마련이다. 그러므로 아이의 성취를 사랑하는 부모가 아니라 아이의 존재 자체를 사랑하는 부모가 되어야 한다."

김지수 『이어령의 마지막 수업』 (열림원)

2024년 2월 가족 여행에서 이 책을 읽으며 다음과 같은 퀴즈를 냈다. 이후 많은 모임에서 이 퀴즈를 냈는데 반응이 좋았다.
"가장 부유한 삶은 OOO가 있는 삶이다. 세 글자예요."
'이'로 시작한다고 하니 큰애가 처음에 '이승기'라고 답해 한참 웃었다. 결국 우리 가족의 유명한 퀴즈가 된 '가장 부유한 삶은 이야기가 있는 삶'이라는 평생 잊을 수 없는 명언이 담긴 책. 이 책의 시작에는 "모는 게 선물이었다"는 이어령 선생님의 핵심 메시지가 있다.

한국예술종합학교가 온전히 이어령 선생님의 노력으로 만들어졌다는 사실도 이 책을 통해 새롭게 알게 되었다. 5분 연설의 힘으로 다른 장관들을 설득한 선생님의 능력은 우리나라 최고 지성인의 한 예에 불과했다. 나는 나만의 '이야기'로 존재해야 함을, 아니 그러기 위해 노력해야 함을 알려 준 책.

임신과 출산의 과정에는 수많은 이야기가 있다. 그중에는 기쁜 것도 있지만 때로는 슬프고 안타까운 것도 있다. 그러나 확실한 점은 이어령 선생님의 말씀대로 이 이야기들은 궁극적으로 우리의 삶을 부유하게 만들 것이다.

레프 니콜라예비치 톨스토이 『살아갈 날들을 위한 공부』 (위즈덤하우스)
좋은 말들의 총집합체 같은 책이다. 명언들로 가득 차 있어 매일 아침 조금씩 읽으면 좋다. 임신 중 이 책으로 태교를 하면 어떨까 하는 생각이 들기도 했다. 자기 전에 휴대전화를 보기보다 이 책을 한 페이지씩 읽다 보면 아기가 태어나서 "응애" 대신 "톨스토이"를 외칠 수도 있을 것이다. 핵심 단어를 꼽자면 영혼, 사랑, 현재, 겸손이 되겠다.

"현재에 집중하라, 과거는 후회스럽고, 미래는 공상이다."

박웅현 『문장과 순간』 (인티N)
좋은 문장들로 가득 차 있어 마치 톨스토이 『살아갈 날들을 위한 공부』의 한글판 같다는 생각이 든 책. 마음이 힘들 때 다시 꺼내 보면 좋을 책이다.

만약 조기진통이나 조기양막파수 등으로 오랜 기간 병원에서 입원 생활을 해야 한다면 다소 불편한 병실의 침대를 잊게 할, 무엇보다 마음을 강하게, 그리고 따뜻하게 해 줄 독서 처방으로 이 책을 권하고 싶다.

나는 이 책을 통해서 헤르만 헤세의 「행복」을 처음 알게 되었는데 이 시를 읽으면서 마음의 물결이 잔잔해짐을 느꼈다.

"모든 소망을 단념하고 목표와 욕망도 잊어버리고 행복을 입 밖에 내지 않을 때 행위의 물결이 네 마음에 닿지 않고 너의 영혼은 비로소 쉬게 된다."

또한 이 책에 인용된 피천득 시인의 "사랑하고 사랑을 잃는 것이 사랑을 하지 않는 것보다 낫다"라는 문장은 임신 후 혹시 유산이 되더라도 아예 임신이 되지 않는 것보다 낫다는 의미로 읽혔다면 이는 직업병일 것이다.

문요한 『이제 몸을 챙깁니다』(해냄)

운동을 해야겠다는 욕구를 치솟게 하는 책이다. 운동은 체중 관리에 필수적이기도 하지만, 운동으로 신경세포가 자랄 수 있고 뇌

유래 신경영양인자(BDNF: Brain-Derived Neurotrophic Factor) 또한 분비된다니 놀라웠다.

옛날에 의과 대학생 시절에는 뇌의 신경세포는 거의 재생되지 않는다고 배웠는데 이는 잘못된 의학적 사실이다. 성인의 뇌에도 새로운 신경세포가 생긴다는 사실이 밝혀진 것이다. 운동은 뇌의 신경세포를 새롭게 만들어 내는 데 가장 중요한 자극이라고 한다.

이 책에 따르면 건강한 식이 습관은 배고픔의 지수를 4~6단계로 유지하는 것이다. 4단계는 약간 배가 고프다고 느끼고 음식이 자꾸 생각나는 상태, 5단계는 허기가 해소되어 만족스럽고 배가 고프지도 부르지도 않은 상태, 6단계는 기분 좋은 포만감을 느끼는 상태, 7단계는 다소 불편감이 있지만 아직 더 먹을 수 있는 상태다. 체중을 관리하고 몸을 챙기기 위해서는 7단계로 넘어가지 말아야 한다고 조언한다.

임신 중 체중이 많이 늘기도, 출산 후 체중이 정상으로 회복되지 않기도 하는데 이 책에서 제시한 여러 방법을 시도해 보면 도움이 될 듯하다.

바버라 립스카, 일레인 맥아들
『나는 정신병에 걸린 뇌 과학자입니다』(심심)

저자는 폴란드에서 미국으로 이주한 뇌 과학자다. 유방암과 흑색종 치료를 받고 흑색종이 뇌로 재발하면서 경험한 치료의 과정과 자신이 겪은 (자제력과 판단력을 잃는) 전두측두엽 치매 증상을 생생하게 묘사했다. 이 책을 읽으며 뇌에서 이성적인 판단, 인성 등에 관여하는 전두엽의 중요성을 다시 한 번 생각하게 되었다.

저자들은 관상동맥 질환이 심장의 병인 것처럼 정신 질환도 뇌의 병이라고 말한다. 따라서 이를 치료하기 위해 공감과 치료법을 찾으려는 헌신이 필요하다고 강조한다.

"전에도 그랬든 오늘도 나는 계속해서 살아 내야겠다는 열정과 기꺼이 죽을 준비가 된 마음을 함께 품고 있다"라는 저자의 문장이 마음에 와 닿았다. 뇌 과학자답게 저자는 병을 대할 때 의연한 자세를 유지했다. 수전 손택『은유로서의 질병』에도 나와 있듯이 질병은 질병이며, 치료해야 할 그 무엇일 뿐이라는 맥락에서 이 책이 읽혔다.

간혹 임신 중에 생기는 여러 합병증으로 아기에게 미안해하며 자책하는 임신부가 있는데 그녀들에게도 임신 합병증은 치료해야 할 대상일 뿐이니, 이 책의 저자와 같은 의연함을 유지하면 좋겠다고 말해 주고 싶다.

장영희『살아온 기적, 살아갈 기적』(샘터사)

뉴욕주립대학교 대학원 영문학 박사를 마친 영문학자로 서강대학교 교수로 근무한 장영희 선생님의 에세이다. 어렸을 때 소아마비로 다리가 불편했던 그녀는 간암으로 2009년 5월 9일 세상을 떴는데, 이 책의 초판 발행일은 그로부터 6일 후인 5월 15일이다.

선생님은 절망과 희망은 늘 가까이 있다고, 넘어져도 주저앉기보다 차라리 다시 일어나 걷는 쪽이 편하다는 것을 배웠다고 말한다.

장영희 선생님이 병원에서 돌아오는 길에 선물 가게에서 발견했다는 카드에 담긴 "오늘 일어날 수 없는 일은 아무것도 없다"는 마크 트웨인의 명언은 삶을 대하는 자세에 대해 알려 준다. 모든 것이 예측 가능해지고 있는 요즘, 임신과 출산의 과정에서 예상하지 못한 상황이 발생하는 경우가 있다. 그럴 때 이런 일이 왜 나에게 일어났는지 원망하기보다, 오늘 일어날 수 없는 일은 아무것도 없다는 문구를 생각하면서 자신의 회복탄력성을 한껏 끌어올려 보길 바란다.

주

나이가 많은 임신부예요

1. 통계청, 「2023년 출생 통계」, 2024.

2. 앞의 자료.

3. 앞의 자료; Osterman M, Hamilton B, Martin JA, Driscoll AK, Valenzuela CP. Births: Final Data for 2020. *Natl Vital Stat Rep*. 2021;70(17):1-50.

4. Hook EB. Rates of chromosome abnormalities at different maternal ages. *Obstet Gynecol*. 1981;58(3):282-285.

5. Taylor, Hugh S. *Speroff's clinical gynecologic endocrinology and infertility(9th ed)*. Wolters Kluwer. 2019. p.1851.

6. Shah PS; Knowledge Synthesis Group on Determinants of LBW/PT births. Parity and low birth weight and preterm birth: a systematic review and meta-analyses. *Acta Obstet Gynecol Scand*. 2010;89(7):862-875.

7. Lisonkova S, Janssen PA, Sheps SB, Lee SK, Dahlgren L. The effect of maternal age on adverse birth outcomes: does parity matter?. *J Obstet Gynaecol Can*. 2010;32(6):541-548.

8. Rademaker D, Hukkelhoven CWPM, van Pampus MG. Adverse maternal and perinatal pregnancy outcomes related to very advanced maternal age in primigravida

and multigravida in the Netherlands: A population-based cohort. *Acta Obstet Gynecol Scand*. 2021;100(5):941-948.

9. 대한산부인과학회, 『산과학』, 군자출판사, 2019, 192쪽.

10. You SJ, Kang D, Sung JH, et al. The influence of advanced maternal age on congenital malformations, short-and long-term outcomes in offspring of nulligravida: a Korean National Cohort Study over 15 years. *Obstet Gynecol Sci*. 2024;67(4):380-392.

11. Henderson JT, Vesco KK, Senger CA, Thomas RG, Redmond N. Aspirin Use to Prevent Preeclampsia and Related Morbidity and Mortality: Updated Evidence Report and Systematic Review for the US Preventive Services Task Force. *JAMA*. 2021;326(12):1192-1206.

12. Anderson E, Raja EA, Shetty A, et al. Changing risk factors for placental abruption: A case crossover study using routinely collected data from Finland, Malta and Aberdeen. *PLoS One*. 2020;15(6):e0233641.

13. Cunningham, F Gary. *Williams Obstetrics Study Guide(26th ed)*. McGraw-Hill. 2022. p. 320.

시험관 임신을 준비하고 있어요

1. https://www.joongang.co.kr/article/24104933(검색일: 2025년 5월 5일)

2. https://www.asrm.org/news-and-events/asrm-news/press-releasesbulletins/us-ivf-usage-increases-in-2023-leads-to-over-95000-babies-born/?_t_id=z6krupTXf-Az4I4i1UaxDw==&_t_uuid=4JSu4GVBSZOgC657vtqe3Q&_t_q=ivf%20assisted%20pregnancies&_t_tags=siteid:01216f06-3dc9-4ac9-96da-555740dd020c,language:en,andquerymatch&_t_hit.id=ASRM_Models_Pages_ContentPage/_113810be-d24d-488f-86f6-2692fd15043f_en&_t_hit.pos=1(검색일: 2025년 5월 5일)

3. Taylor, Hugh S. *Speroff's clinical gynecologic endocrinology and infertility(9th ed)*. Wolters Kluwer. 2019. p. 1871.

4. Pandey S, Shetty A, Hamilton M, Bhattacharya S, Maheshwari A. Obstetric and perinatal outcomes in singleton pregnancies resulting from IVF/ICSI: a systematic

review and meta-analysis. *Hum Reprod Update*. 2012;18(5):485-503; Ginström Ernstad E, Bergh C, Khatibi A, et al. Neonatal and maternal outcome after blastocyst transfer: a population-based registry study. *Am J Obstet Gynecol*. 2016;214(3):378. e1-378.e10; Boulet SL, Kirby RS, Reefhuis J, et al. Assisted Reproductive Technology and Birth Defects Among Liveborn Infants in Florida, Massachusetts, and Michigan, 2000-2010. *JAMA Pediatr*. 2016;170(6):e154934.

 5. Taylor, Hugh S. *Speroff's clinical gynecologic endocrinology and infertility(9th ed)*. Wolters Kluwer. 2019. p. 2169.

 6. Practice Committee of the American Society for Reproductive Medicine. Electronic address: ASRM@asrm.org; Practice Committee of the Society for Assisted Reproductive Technology. Guidance on the limits to the number of embryos to transfer: a committee opinion. *Fertil Steril*. 2017;107(4):901-903.

 7. Practice Committee of the American Society for Reproductive Medicine and the Practice Committee for the Society for Assisted Reproductive Technologies. Electronic address: ASRM@asrm.org. Guidance on the limits to the number of embryos to transfer: a committee opinion. *Fertil Steril*. 2021;116(3):651-654.

 8. https://www.sartcorsonline.com/rptCSR_PublicMultYear.aspx?reportingYear=2021#patient-first-attempt(검색일: 2025년 5월 5일)

 9. https://www.sartcorsonline.com/rptCSR_PublicMultYear.aspx?reportingYear=2021#patient-first-attempt(검색일: 2025년 5월 5일)

 10. http://www.jsrm.or.jp/guideline-statem/guideline_2007_01.html(검색일: 2025년 5월 5일)

 11. Hayata E, Nakata M, Morita M. Time trend analysis of perinatal mortality, stillbirth, and early neonatal mortality of multiple pregnancies for each gestational week from the year 2000 to 2019: A population-based study in Japan. *PLoS One*. 2022;17(7):e0272075.

 12. 통계청,「2023년 출생 통계」, 2024.

 13. Malizia BA, Hacker MR, Penzias AS. Cumulative live-birth rates after in vitro fertilization. *N Engl J Med*. 2009;360(3):236-243.

쌍둥이를 임신했어요

1. 통계청,「2022년 출생 통계」, 2023.
2. https://www.statista.com/statistics/276022/us-multiple-birth-rate/(검색일: 2025년 5월 5일)
3. Shimano S, Yamada T, Cho K, Sengoku K, Mariya T, Saito T. Changes in preterm and extremely preterm birth rates in Japan after the introduction of obstetrical practice guidelines in 2008. *J Obstet Gynaecol Res*. 2023;49(9):2283-2294.
4. 통계청,「2022년 출생 통계」, 2023; https://www.statista.com/statistics/276022/us-multiple-birth-rate/(검색일: 2025년 5월 5일); Shimano S, Yamada T, Cho K, Sengoku K, Mariya T, Saito T. Changes in preterm and extremely preterm birth rates in Japan after the introduction of obstetrical practice guidelines in 2008. J Obstet Gynaecol Res. 2023;49(9):2283-2294.
5. Landon, Mark B. *Gabbe's Obstetrics: Normal and Problem Pregnancies(9th ed)*. Elsevier. 2025. pp. 747-748.
6. Osterman MJK, Hamilton BE, Martin JA, Driscoll AK, Valenzuela CP. Births: Final Data for 2022. *Natl Vital Stat Rep*. 2024;73(2):1-56.
7. 앞의 글.
8. 통계청,「2023년 출생 통계」, 2024.
9. 삼성서울병원 당뇨병센터 · 산부인과,『임신당뇨병, 걱정하지 마세요!』, 마루, 2023, 33쪽.
10. 대한산부인과학회,『산과학』, 군자출판사, 2019, 623~624쪽.
11. Chauhan SP, Scardo JA, Hayes E, Abuhamad AZ, Berghella V. Twins: prevalence, problems, and preterm births. *Am J Obstet Gynecol*. 2010;203(4):305-315.
12. Multifetal Gestations: Twin, Triplet, and Higher-Order Multifetal Pregnancies: ACOG Practice Bulletin, Number 231. *Obstet Gynecol*. 2021;137(6):e145-e162.
13. 대한산부인과학회,『산과학』, 군자출판사, 2019, 623~624쪽.
14. Kyeong KS, Shim JY, Oh SY, et al. How much have the perinatal outcomes of triplet pregnancies improved over the last two decades? *Obstet Gynecol Sci*. 2019;62(4):224-232.

유산될까 걱정이에요

1. Naert MN, Khadraoui H, Muniz Rodriguez A, Naqvi M, Fox NS. Association Between First-Trimester Subchorionic Hematomas and Pregnancy Loss in Singleton Pregnancies. *Obstet Gynecol*. 2019;134(2):276-281.

2. Hill LM, Guzick D, Fries J, Hixson J. Fetal loss rate after ultrasonically documented cardiac activity between 6 and 14 weeks, menstrual age. *J Clin Ultrasound*. 1991;19(4):221-223.

3. Bennett GL, Bromley B, Lieberman E, Benacerraf BR. Subchorionic hemorrhage in first-trimester pregnancies: prediction of pregnancy outcome with sonography. *Radiology*. 1996;200(3):803-806.

4. American College of Obstetricians and Gynecologists' Committee on Practice Bulletins—Gynecology. ACOG Practice Bulletin No. 200: Early Pregnancy Loss. *Obstet Gynecol*. 2018;132(5):e197-e207.

5. McCall CA, Grimes DA, Lyerly AD. "Therapeutic" bed rest in pregnancy: unethical and unsupported by data. *Obstet Gynecol*. 2013;121(6):1305-1308.

6. McLindon LA, James G, Beckmann MM, et al. Progesterone for women with threatened miscarriage (STOP trial): a placebo-controlled randomized clinical trial. *Hum Reprod*. 2023;38(4):560-568.

7. Coomarasamy A, Harb HM, Devall AJ, et al. Progesterone to prevent miscarriage in women with early pregnancy bleeding: the PRISM RCT. *Health Technol Assess*. 2020;24(33):1-70; Coomarasamy A, Williams H, Truchanowicz E, et al. PROMISE: first-trimester progesterone therapy in women with a history of unexplained recurrent miscarriages – a randomised, double-blind, placebo-controlled, international multicentre trial and economic evaluation. *Health Technol Assess*. 2016;20(41):1-92.

8. Coomarasamy A, Harb HM, Devall AJ, et al. Progesterone to prevent miscarriage in women with early pregnancy bleeding: the PRISM RCT. *Health Technol Assess*. 2020;24(33):1-70.

9. Cunningham, F Gary. *Williams Obstetrics Study Guide(26th ed)*. McGraw-Hill. 2022. p. 204.

근종이 있어요

1. Practice Committee of the American Society for Reproductive Medicine. Electronic address: ASRM@asrm.org; Practice Committee of the American Society for Reproductive Medicine. Removal of myomas in asymptomatic patients to improve fertility and/or reduce miscarriage rate: a guideline. *Fertil Steril*. 2017;108(3):416-425.

2. Pritts EA, Vanness DJ, Berek JS, et al. The prevalence of occult leiomyosarcoma at surgery for presumed uterine fibroids: a meta-analysis. *Gynecol Surg*. 2015;12(3):165-177.

3. Seagle BL, Sobecki-Rausch J, Strohl AE, Shilpi A, Grace A, Shahabi S. Prognosis and treatment of uterine leiomyosarcoma: A National Cancer Database study. *Gynecol Oncol*. 2017;145(1):61-70.

4. Kim JH, Kim HJ, Kim SH, et al. Sonographic and Clinical Characteristics of Uterine Sarcoma Initially Misdiagnosed as Uterine Fibroid in Women in the Late Reproductive Age. *J Menopausal Med*. 2019;25(3):164-171.

5. Gockley AA, Rauh-Hain JA, del Carmen MG. Uterine leiomyosarcoma: a review article. *Int J Gynecol Cancer*. 2014;24(9):1538-1542.

6. Fauconnier A, Chapron C, Babaki-Fard K, Dubuisson JB. Recurrence of leiomyomata after myomectomy. *Hum Reprod Update*. 2000;6(6):595-602.

7. Lee SJ, Ko HS, Na S, et al. Nationwide population-based cohort study of adverse obstetric outcomes in pregnancies with myoma or following myomectomy: retrospective cohort study. *BMC Pregnancy Childbirth*. 2020;20(1):716.

8. 앞의 글.

9. Management of Symptomatic Uterine Leiomyomas: ACOG Practice Bulletin, Number 228. *Obstet Gynecol*. 2021;137(6):e100-e115.

10. Practice Committee of the American Society for Reproductive Medicine. Electronic address: ASRM@asrm.org; Practice Committee of the American Society for Reproductive Medicine. Removal of myomas in asymptomatic patients to improve fertility and/or reduce miscarriage rate: a guideline. *Fertil Steril*. 2017;108(3):416-425; Cunningham, F Gary. *Williams Obstetrics Study Guide(26th ed)*. McGraw-Hill.

2022. p. 1168.

11. American College of Obstetricians and Gynecologists. ACOG practice bulletin. Alternatives to hysterectomy in the management of leiomyomas. *Obstet Gynecol*. 2008;112(2 Pt 1):387-400.

12. Practice Committee of the American Society for Reproductive Medicine. Electronic address: ASRM@asrm.org; Practice Committee of the American Society for Reproductive Medicine. Removal of myomas in asymptomatic patients to improve fertility and/or reduce miscarriage rate: a guideline. *Fertil Steril*. 2017;108(3):416-425.

13. 앞의 글.

14. American College of Obstetricians and Gynecologists. ACOG practice bulletin. Alternatives to hysterectomy in the management of leiomyomas. *Obstet Gynecol*. 2008;112(2 Pt 1):387-400; Vilos GA, Allaire C, Laberge PY, Leyland N; SPECIAL CONTRIBUTORS. The management of uterine leiomyomas. *J Obstet Gynaecol Can*. 2015;37(2):157-178.

15. Practice Committee of the American Society for Reproductive Medicine. Electronic address: ASRM@asrm.org; Practice Committee of the American Society for Reproductive Medicine. Removal of myomas in asymptomatic patients to improve fertility and/or reduce miscarriage rate: a guideline. *Fertil Steril*. 2017;108(3):416-425.

16. Sundermann AC, Velez Edwards DR, Bray MJ, Jones SH, Latham SM, Hartmann KE. Leiomyomas in Pregnancy and Spontaneous Abortion: A Systematic Review and Meta-analysis. *Obstet Gynecol*. 2017;130(5):1065-1072.

17. Hartmann KE, Velez Edwards DR, Savitz DA, et al. Prospective Cohort Study of Uterine Fibroids and Miscarriage Risk. *Am J Epidemiol*. 2017;186(10):1140-1148.

18. 대한산부인과학회,『산부인과학』, 군자출판사, 2021, 92~93쪽; Jonathan S.Berek. *Berek&Novak's Gynecology(15th ed)*. Lippincott Williams & Wilkins. 2020. p 447.

19. 대한산부인과학회,『산부인과학』, 군자출판사, 2021, 92~93쪽.

20. Hong JY, Sung JH, Choi SJ, Oh SY, Roh CR. The decrease in the size of uterine

fibroids after delivery. *Ultrasound in Obstetrics and Gynecology*. 2023 suppl: 62: 275. Meeting Abstract EP26.21. Available from: https://www.webofscience.com/wos/woscc/full-record/WOS:001150886900795

21. Claeys J, Hellendoorn I, Hamerlynck T, Bosteels J, Weyers S. The risk of uterine rupture after myomectomy: a systematic review of the literature and meta-analysis. *Gynecol Surg*. 2014;11:197-206.

22. Makino S, Takeda S, Kondoh E, et al. National survey of uterine rupture in Japan: Annual report of Perinatology Committee, Japan Society of Obstetrics and Gynecology, 2018. *J Obstet Gynaecol Res*. 2019;45(4):763-765.

23. Lee SJ, Ko HS, Na S, et al. Nationwide population-based cohort study of adverse obstetric outcomes in pregnancies with myoma or following myomectomy: retrospective cohort study. *BMC Pregnancy Childbirth*. 2020;20(1):716.

24. American College of Obstetricians and Gynecologists' Committee on Obstetric Practice, Society for Maternal-Fetal Medicine. Medically Indicated Late-Preterm and Early-Term Deliveries: ACOG Committee Opinion, Number 831. *Obstet Gynecol*. 2021;138(1):e35-e39.

25. Cunningham, F Gary. *Williams Obstetrics Study Guide(26th ed)*. McGraw-Hill. 2022. p.1168.

다운증후군 검사에서 고위험이 나왔어요

1. Parker SE, Mai CT, Canfield MA, et al. Updated National Birth Prevalence estimates for selected birth defects in the United States, 2004-2006. *Birth Defects Res A Clin Mol Teratol*. 2010;88(12):1008-1016.

2. https://www.ndss.org/about-down-syndrome/down-syndrome/(검색일: 2025년 5월 5일)

3. Park GW, Kim NE, Choi EK, Yang HJ, Won S, Lee YJ. Estimating Nationwide Prevalence of Live Births with Down Syndrome and Their Medical Expenditures in Korea. *J Korean Med Sci*. 2019;34(31):e207.

4. Bittles AH, Glasson EJ. Clinical, social, and ethical implications of changing life expectancy in Down syndrome. *Dev Med Child Neurol*. 2004;46(4):282-286.

5. Davisson MT, Schmidt C, Akeson EC. Segmental trisomy of murine chromosome 16: a new model system for studying Down syndrome. *Prog Clin Biol Res*. 1990;360:263-280.

6. Sung JH, Kim SH, Hong SY, et al. Down Syndrome, Obstetricians Should Know. *Perinatology*. 2021;32(1):1-11.

7. Gardiner KJ. Pharmacological approaches to improving cognitive function in Down syndrome: current status and considerations. *Drug Des Devel Ther*. 2014;9:103-125.

8. Costa ACS, Brandão AC, Boada R, et al. Safety, efficacy, and tolerability of memantine for cognitive and adaptive outcome measures in adolescents and young adults with Down syndrome: a randomised, double-blind, placebo-controlled phase 2 trial. *Lancet Neurol*. 2022;21(1):31-41.

9. Rafii MS, Sol O, Mobley WC, et al. Safety, Tolerability, and Immunogenicity of the ACI-24 Vaccine in Adults With Down Syndrome: A Phase 1b Randomized Clinical Trial. *JAMA Neurol*. 2022;79(6):565-574.

10. Ptomey LT, Szabo AN, Willis EA, et al. Changes in cognitive function after a 12-week exercise intervention in adults with Down syndrome. *Disabil Health J*. 2018;11(3):486-490; Pape SE, Baksh RA, Startin C, Hamburg S, Hithersay R, Strydom A. The Association between Physical Activity and CAMDEX-DS Changes Prior to the Onset of Alzheimer's Disease in Down Syndrome. *J Clin Med*. 2021;10(9):1882.

11. https://www.guideline.or.kr/guide/view.php?number= 1085&cate=A(검색일: 2025년 5월 5일)

12. Ghi T, Sotiriadis A, Calda P, et al. ISUOG Practice Guidelines: invasive procedures for prenatal diagnosis. *Ultrasound Obstet Gynecol*. 2016;48(2):256-268.

13. Salomon LJ, Sotiriadis A, Wulff CB, Odibo A, Akolekar R. Risk of miscarriage following amniocentesis or chorionic villus sampling: systematic review of literature and updated meta-analysis. *Ultrasound Obstet Gynecol*. 2019;54(4):442-451.

14. Sung JH, Kim SH, Hong SY, et al. Down Syndrome, Obstetricians Should Know. *Perinatology*. 2021;32(1):1-11.

태아의 심장병이 의심된대요

1. 한국심장재단, 「선천성 심장병 수술환자 7,305명의 추적조사 연구」, 2018, 4~5쪽.
2. 앞의 자료.
3. Villafañe J, Feinstein JA, Jenkins KJ, et al. Hot topics in tetralogy of Fallot. *J Am Coll Cardiol*. 2013;62(23):2155-2166.
4. 한국심장재단, 「선천성 심장병 수술환자 7,305명의 추적조사 연구」, 2018, 42쪽.
5. 한국심장재단. 강이석. "선천성 심장병". 《심장 소식》. 2024, 18~21쪽.
6. 한국심장재단, 「선천성 심장병 수술환자 7,305명의 추적조사 연구」, 2018, 42쪽
7. Poon LC, Huggon IC, Zidere V, Allan LD. Tetralogy of Fallot in the fetus in the current era. *Ultrasound Obstet Gynecol*. 2007;29(6):625-627.
8. Jicinska H, Vlasin P, Jicinsky M, et al. Does First-Trimester Screening Modify the Natural History of Congenital Heart Disease? Analysis of Outcome of Regional Cardiac Screening at 2 Different Time Periods. *Circulation*. 2017;135(11):1045-1055.
9. Vedel C, Hjortshøj TD, Jørgensen DS, et al. Prevalence of chromosomal disorders in cases with congenital heart defect: registry-based study from Denmark between 2008 and 2018. *Ultrasound Obstet Gynecol*. 2023;61(1):40-48.
10. 대한산부인과초음파학회, 『초음파 이상 태아의 진단과 상담』, 군자출판사, 2020, 544~546쪽.

아기에게 이상이 있대요

1. Reed E. Pyeritz, Bruce R. Korf and Wayne W. Grody. *Emery and Rimoin's Principles and Practice of Medical Genetics and Genomics(7th ed)*. Elsevier. 2019. p. 47-51; https://www.omim.org/statistics/geneMap(검색일: 2025년 5월 5일)
2. Reed E. Pyeritz, Bruce R. Korf and Wayne W. Grody. *Emery and Rimoin's Principles and Practice of Medical Genetics and Genomics(7th ed)*. Elsevier. 2019. p. 47-51.
3. 대한산부인과학회, 『산과학』, 군자출판사, 2019, 165쪽.
4. Cunningham, F Gary. *Williams Obstetrics Study Guide(26th ed)*. McGraw-Hill. 2022. p. 252.

5. SCHWARTZ H. ABRAHAM LINCOLN AND THE MARFAN SYNDROME. *JAMA*. 1964;187:473-479.

6. Young DA. Rachmaninov and Marfan's syndrome. *Br Med J (Clin Res Ed)*. 1986;293(6562):1624-1626.

7. Molloy AM, Kirke PN, Brody LC, Scott JM, Mills JL. Effects of folate and vitamin B12 deficiencies during pregnancy on fetal, infant, and child development. *Food Nutr Bull*. 2008;29(2 Suppl):S101-S115.

8. Boyce JO, Reilly S, Skeat J, Cahir P; Academy of Breastfeeding Medicine. ABM Clinical Protocol #17: Guidelines for Breastfeeding Infants with Cleft Lip, Cleft Palate, or Cleft Lip and Palate-Revised 2019. *Breastfeed Med*. 2019;14(7):437-444.

9. Jayarajan, R., & Vasudevan, P. A comprehensive review of orofacial cleft patients at a university hospital genetic department in the UK. *Journal of Cleft Lip Palate and Craniofacial Anomalies*, 2019; 6(2):73-83.

경부 길이가 짧아요

1. Iams JD, Goldenberg RL, Meis PJ, et al. The length of the cervix and the risk of spontaneous premature delivery. National Institute of Child Health and Human Development Maternal Fetal Medicine Unit Network. *N Engl J Med*. 1996;334(9):567-572.

2. Silva SV, Damião R, Fonseca EB, Garcia S, Lippi UG. Reference ranges for cervical length by transvaginal scan in singleton pregnancies. *J Matern Fetal Neonatal Med*. 2010;23(5):379-382.

3. Iams JD, Grobman WA, Lozitska A, et al. Adherence to criteria for transvaginal ultrasound imaging and measurement of cervical length. *Am J Obstet Gynecol*. 2013;209(4):365.e1-365.e3655.

4. Valentin L, Bergelin I. Intra- and interobserver reproducibility of ultrasound measurements of cervical length and width in the second and third trimesters of pregnancy. *Ultrasound Obstet Gynecol*. 2002;20(3):256-262.

5. Romero R, Nicolaides K, Conde-Agudelo A, et al. Vaginal progesterone in women with an asymptomatic sonographic short cervix in the midtrimester decreases

preterm delivery and neonatal morbidity: a systematic review and metaanalysis of individual patient data. *Am J Obstet Gynecol.* 2012;206(2):124.e1-124.19.

6. 황종윤,「모자 보건의료서비스 종사자를 위한 고위험 임신 및 합병증 임신 분류」. 《한국모자보건학회지》제24권 제2호, 2020, 65~74쪽.

7. ACOG Practice Bulletin No.142: Cerclage for the management of cervical insufficiency. *Obstet Gynecol.* 2014;123(2 Pt 1):372-379; Shennan AH, Story L; Royal College of Obstetricians, Gynaecologists. Cervical Cerclage: Green-top Guideline No. 75. *BJOG.* 2022;129(7):1178-1210; Brown R, Gagnon R, Delisle MF. No. 373-Cervical Insufficiency and Cervical Cerclage. *J Obstet Gynaecol Can.* 2019;41(2):233-247.

8. 앞의 글.

9. Iams JD, Goldenberg RL, Meis PJ, et al. The length of the cervix and the risk of spontaneous premature delivery. National Institute of Child Health and Human Development Maternal Fetal Medicine Unit Network. *N Engl J Med.* 1996;334(9):567-572.

10. Giouleka S, Boureka E, Tsakiridis I, et al. Cervical Cerclage: A Comprehensive Review of Major Guidelines. *Obstet Gynecol Surv.* 2023;78(9):544-553.

11. Shennan AH, Story L; Royal College of Obstetricians, Gynaecologists. Cervical Cerclage: Green-top Guideline No. 75. *BJOG.* 2022;129(7):1178-1210.

12. Brown R, Gagnon R, Delisle MF. No. 373-Cervical Insufficiency and Cervical Cerclage. *J Obstet Gynaecol Can.* 2019;41(2):233-247.

13. Lee SE, Romero R, Park CW, Jun JK, Yoon BH. The frequency and significance of intraamniotic inflammation in patients with cervical insufficiency. *Am J Obstet Gynecol.* 2008;198(6):633.e1-633.e6338.

조산이 걱정돼요

1. https://www.who.int/news-room/fact-sheets/detail/preterm-birth(검색일: 2025년 5월 5일)

2. Prediction and Prevention of Spontaneous Preterm Birth: ACOG Practice Bulletin, Number 234. *Obstet Gynecol.* 2021;138(2):e65-e90.

3. 통계청, 「2023년 출생 통계」, 2024.

4. Shimano S, Yamada T, Cho K, Sengoku K, Mariya T, Saito T. Changes in preterm and extremely preterm birth rates in Japan after the introduction of obstetrical practice guidelines in 2008. *J Obstet Gynaecol Res*. 2023;49(9):2283-2294.

5. 앞의 글.

6. 통계청, 「2023년 출생 통계」, 2024; Shimano S, Yamada T, Cho K, Sengoku K, Mariya T, Saito T. Changes in preterm and extremely preterm birth rates in Japan after the introduction of obstetrical practice guidelines in 2008. *J Obstet Gynaecol Res*. 2023;49(9):2283-2294.

7. Goldenberg RL, Culhane JF, Iams JD, Romero R. Epidemiology and causes of preterm birth. *Lancet*. 2008;371(9606):75-84.

8. 이청아, 「Neonatal outcomes according to gestational age at delivery in preterm birth less than 32 weeks of gestation」, 국내 석사학위 논문 성균관대학교 일반대학원, 2020.

9. Lockwood, Charles J. *Creasy and Resnik's Maternal-Fetal Medicine(9th ed)*. Lockwood. 2023. p. 699.

10. Shapiro-Mendoza CK, Barfield WD, Henderson Z, et al. CDC Grand Rounds: Public Health Strategies to Prevent Preterm Birth. *MMWR Morb Mortal Wkly Rep*. 2016;65(32):826-830.

11. Cunningham, F Gary. *Williams Obstetrics Study Guide(26th ed)*. McGraw-Hill. 2022. p. 791.

12. 대한산부인과학회, 『산과학』, 군자출판사, 2019, 581쪽.

양수가 터졌어요

1. Goldenberg RL, Culhane JF, Iams JD, Romero R. Epidemiology and causes of preterm birth. *Lancet*. 2008;371(9606):75-84.

2. Phillips A, Pagan M, Smith A, Whitham M, Magann EF. Management and Interventions in Previable and Periviable Preterm Premature Rupture of Membranes: A Review. *Obstet Gynecol Surv*. 2023;78(11):682-689.

3. Yoon BH, Romero R, Park JS, et al. Fetal exposure to an intra-amniotic

inflammation and the development of cerebral palsy at the age of three years. *Am J Obstet Gynecol.* 2000;182(3):675-681.

4. Choi YS, Kim JH, Kim Y, et al. Growing threat of extended-spectrum β-lactamase-producing Enterobacteriaceae colonisation in high-risk pregnancies: A cross-sectional study. *BJOG.* 2023;130(4):415-423.

배가 뭉쳐요

1. Cunningham, F Gary. *Williams Obstetrics Study Guide(26th ed).* McGraw-Hill. 2022. p. 787.

2. 이청아, 「Neonatal outcomes according to gestational age at delivery in preterm birth less than 32 weeks of gestation」, 국내 석사학위 논문 성균관대학교 일반대학원, 2020.

3. Landon, Mark B. *Gabbe's Obstetrics: Normal and Problem Pregnancies(9th ed).* 2025. p. 669.

4. Sotiriadis A, Papatheodorou S, Kavvadias A, Makrydimas G. Transvaginal cervical length measurement for prediction of preterm birth in women with threatened preterm labor: a meta-analysis. *Ultrasound Obstet Gynecol.* 2010;35(1):54-64.

5. Conde-Agudelo A, Romero R. Vaginal progesterone for the prevention of preterm birth: who can benefit and who cannot? Evidence-based recommendations for clinical use. *J Perinat Med.* 2022;51(1):125-134.

6. Landon, Mark B. *Gabbe's Obstetrics: Normal and Problem Pregnancies(9th ed).* 2025. p. 670.

7. Romero R, Sirtori M, Oyarzun E, et al. Infection and labor. V. Prevalence, microbiology, and clinical significance of intraamniotic infection in women with preterm labor and intact membranes. *Am J Obstet Gynecol.* 1989;161(3):817-824.

8. Leveno KJ, Cunningham FG. Beta-adrenergic agonists for preterm labor. *N Engl J Med.* 1992;327(5):349-351.

9. Shinohara S, Sunami R, Uchida Y, Hirata S, Suzuki K. Association between total dose of ritodrine hydrochloride and pulmonary oedema in twin pregnancy: a retrospective cohort study in Japan. *BMJ Open.* 2017;7(12):e018118.

10. Landon, Mark B. *Gabbe's Obstetrics: Normal and Problem Pregnancies(9th ed)*. 2025. p. 676.

11. van Vliet E, Dijkema GH, Schuit E, et al. Nifedipine maintenance tocolysis and perinatal outcome: an individual participant data meta-analysis. *BJOG*. 2016;123(11):1753-1760.

12. 대한산부인과학회, 『산과학』, 군자출판사, 2019, 589쪽.

13. Chae J, Cho GJ, Oh MJ, et al. In utero exposure to ritodrine during pregnancy and risk of autism in their offspring until 8 years of age. *Sci Rep*. 2021;11(1):1146; Witter FR, Zimmerman AW, Reichmann JP, Connors SL. In utero beta 2 adrenergic agonist exposure and adverse neurophysiologic and behavioral outcomes. *Am J Obstet Gynecol*. 2009;201(6):553-559; Gidaya NB, Lee BK, Burstyn I, Michael Y, Newschaffer CJ, Mortensen EL. In utero Exposure to ▨-2-Adrenergic Receptor Agonist Drugs and Risk for Autism Spectrum Disorders. *Pediatrics*. 2016;137(2):e20151316.

14. Schmitz T, Maillard F, Bessard-Bacquaert S, et al. Selective use of fetal fibronectin detection after cervical length measurement to predict spontaneous preterm delivery in women with preterm labor. *Am J Obstet Gynecol*. 2006;194(1):138-143.

15. Tsoi E, Fuchs IB, Rane S, Geerts L, Nicolaides KH. Sonographic measurement of cervical length in threatened preterm labor in singleton pregnancies with intact membranes. *Ultrasound Obstet Gynecol*. 2005;25(4):353-356.

임신성 당뇨를 진단받았어요

1. Koo BK, Lee JH, Kim J, Jang EJ, Lee CH. Correction: Prevalence of Gestational Diabetes Mellitus in Korea: A National Health Insurance Database Study. *PLoS One*. 2016 Oct 20;11(10):e0165445.

2. Jung CH, Jung SH, Choi D, Kim BY, Kim CH, Mok JO. Gestational diabetes in Korea: Temporal trends in prevalence, treatment, and short-term consequences from a national health insurance claims database between 2012 and 2016. *Diabetes Res Clin Pract*. 2021;171:108586.

3. Kim M, Park J, Kim SH, et al. The trends and risk factors to predict adverse

outcomes in gestational diabetes mellitus: a 10-year experience from 2006 to 2015 in a single tertiary center. *Obstet Gynecol Sci*. 2018;61(3):309-318.

4. 대한산부인과학회, 『산과학』, 군자출판사, 2019, 911쪽.

5. Jung CH, Son JW, Kang S, et al. Diabetes Fact Sheets in Korea, 2020: An Appraisal of Current Status. *Diabetes Metab J*. 2021;45(1):1-10.

6. Zhang TN, Huang XM, Zhao XY, Wang W, Wen R, Gao SY. Risks of specific congenital anomalies in offspring of women with diabetes: A systematic review and meta-analysis of population-based studies including over 80 million births. *PLoS Med*. 2022;19(2):e1003900.

7. Martin RB, Duryea EL, Ambia A, et al. Congenital Malformation Risk According to Hemoglobin A1c Values in a Contemporary Cohort with Pregestational Diabetes. *Am J Perinatol*. 2021;38(12):1217-1222.

8. American Diabetes Association Professional Practice Committee. 15. Management of Diabetes in Pregnancy: Standards of Care in Diabetes-2024. *Diabetes Care*. 2024;47(Suppl 1):S282-S294.

9. Bell R, Glinianaia SV, Tennant PW, Bilous RW, Rankin J. Peri-conception hyperglycaemia and nephropathy are associated with risk of congenital anomaly in women with pre-existing diabetes: a population-based cohort study. *Diabetologia*. Published online February 8, 2012.

10. ACOG Practice Bulletin No. 190: Gestational Diabetes Mellitus. *Obstet Gynecol*. 2018;131(2):e49-e64.

11. Cha HH, Kim JY, Choi SJ, Oh SY, Roh CR, Kim JH. How high is too high in cutoff levels from 50-g glucose challenge test. *Obstet Gynecol Sci*. 2016;59(3):178-183.

12. 앞의 글.

13. Bobrowski RA, Bottoms SF, Micallef JA, Dombrowski MP. Is the 50-gram glucose screening test ever diagnostic?. *J Matern Fetal Med*. 1996;5(6):317-320.

14. 대한산부인과학회, 『산과학』, 군자출판사, 2019, 914쪽

15. Metzger BE, Buchanan TA, Coustan DR, et al. Summary and recommendations of the Fifth International Workshop-Conference on Gestational Diabetes

Mellitus. *Diabetes Care*. 2007;30 Suppl 2:S251-S260.

16. Ehrlich SF, Hedderson MM, Feng J, Davenport ER, Gunderson EP, Ferrara A. Change in body mass index between pregnancies and the risk of gestational diabetes in a second pregnancy. *Obstet Gynecol*. 2011;117(6):1323-1330.

17. Seo N, Lee YM, Kim YJ, et al. Obesity Is Associated With Higher Risk of Adverse Maternal and Neonatal Outcomes Than Supervised Gestational Diabetes. *J Korean Med Sci*. 2023;38(33):e268.

18. 앞의 글.

임신 20주, 전치태반이래요

1. Kim HY, Lee D, Kim J, et al. Secular trends in cesarean sections and risk factors in South Korea (2006-2015). *Obstet Gynecol Sci*. 2020;63(4):440-447.

2. Choi SJ, Song SE, Jung KL, Oh SY, Kim JH, Roh CR. Antepartum risk factors associated with peripartum cesarean hysterectomy in women with placenta previa. *Am J Perinatol*. 2008;25(1):37-41.

아기가 주수에 비해 작아요

1. 통계청,「2023년 출생 통계」, 2024.

2. Barker DJ. The fetal origins of adult hypertension. *J Hypertens Suppl*. 1992;10(7):S39-S44.

3. Mendez-Figueroa H, Truong VT, Pedroza C, Khan AM, Chauhan SP. Small-for-gestational-age infants among uncomplicated pregnancies at term: a secondary analysis of 9 Maternal-Fetal Medicine Units Network studies. *Am J Obstet Gynecol*. 2016;215(5):628.e1-628.e7.

4. Cunningham, F Gary. *Williams Obstetrics Study Guide(26th ed)*. McGraw-Hill. 2022. p. 829

5. Blue NR, Page JM, Silver RM. Recurrence Risk of Fetal Growth Restriction: Management of Subsequent Pregnancies. *Obstet Gynecol Clin North Am*. 2021;48(2):419-436.

6. Kim YM, Seong J, Kim JH, et al. Efficacy of combining aspirin with hydroxychloroquine in pregnancies at high risk for pre-eclampsia: a prospective,

multicentre, open-label, single-arm clinical trial, investigator-initiated study(HUGS study). *BMJ Open*. 2024;14(12):e081610.

체중이 많이 나가요

1. https://www.who.int/news-room/fact-sheets/detail/obesity-and-overweight(검색일: 2025년 5월 5일)

2. Available from: https://www.who.int/news-room/fact-sheets/detail/obesity-and-overweight(검색일: 2025년 5월 5일)

3. 질병관리청,「2022 국민건강통계」, 2024.

4. https://stacks.cdc.gov/view/cdc/106273(검색일: 2025년 5월 5일)

5. OECD(2019), The Heavy Burden of Obesity: The Economics of Prevention, OECD Health Policy Studies, OECD Publishing, Paris, https://doi.org/10.1787/67450d67-en.

6. 대한비만학회,「비만병 팩트시트 2024」, 2024.

7. 앞의 자료.

8. Institute of Medicine and National Research Council. *Weight Gain During Pregnancy: Reexamining the Guidelines*. Washington: The National Academic Press. 2009

9. Obesity in Pregnancy: ACOG Practice Bulletin, Number 230. *Obstet Gynecol*. 2021;137(6):e128-e144.

10. World Health Organization, Regional Office for the Western Pacific, International Obesity Task Force. *The Asia-Pacific perspective: redefining obesity and its treatment*. Melbourne: Health Communications Australia. 2000.

11. 대한비만학회,「비만진료지침 2018」, 2018.

12. Dolin CD, Kominiarek MA. Pregnancy in Women with Obesity. *Obstet Gynecol Clin North Am*. 2018;45(2):217-232.

13. HAPO Study Cooperative Research Group, Metzger BE, Lowe LP, et al. Hyperglycemia and adverse pregnancy outcomes. *N Engl J Med*. 2008;358(19):1991-2002.

14. Kim SS, Zhu Y, Grantz KL, et al. Obstetric and Neonatal Risks Among Obese Women Without Chronic Disease. *Obstet Gynecol*. 2016;128(1):104-112.

15. Physical Activity and Exercise During Pregnancy and the Postpartum Period: ACOG Committee Opinion Summary, Number 804. *Obstet Gynecol*. 2020;135(4):991-993.

16. 앞의 글.

임신중독증이 생겼어요

1. Ma'ayeh M, Costantine MM. Prevention of preeclampsia. *Semin Fetal Neonatal Med*. 2020;25(5):101123.

2. Kim HC, Lee H, Lee HH, et al. Korea hypertension fact sheet 2021: analysis of nationwide population-based data with special focus on hypertension in women. *Clin Hypertens*. 2022;28(1):1.

3. Cunningham, F Gary. *Williams Obstetrics Study Guide(26th ed)*. McGraw-Hill. 2022. pp. 690-691.

4. Say L, Chou D, Gemmill A, et al. Global causes of maternal death: a WHO systematic analysis. *Lancet Glob Health*. 2014;2(6):e323-e333.

5. Rolnik DL, Wright D, Poon LC, et al. Aspirin versus Placebo in Pregnancies at High Risk for Preterm Preeclampsia. *N Engl J Med*. 2017;377(7):613-622.

6. ACOG Committee Opinion No. 743: Low-Dose Aspirin Use During Pregnancy. *Obstet Gynecol*. 2018;132(1):e44-e52.

7. Davenport MH, Ruchat SM, Poitras VJ, et al. Prenatal exercise for the prevention of gestational diabetes mellitus and hypertensive disorders of pregnancy: a systematic review and meta-analysis. *Br J Sports Med*. 2018;52(21):1367-1375.

8. ACOG Committee Opinion No. 743: Low-Dose Aspirin Use During Pregnancy. *Obstet Gynecol*. 2018;132(1):e44-e52.

9. Stairs J, Hsieh TYJ, Rolnik DL. In Vitro Fertilization and Adverse Pregnancy Outcomes in the Elective Single Embryo Transfer Era. *Am J Perinatol*. 2024;41(S 01):e1045-e1052.

10. https://www.acog.org/womens-health/infographics/preeclampsia-and-pregnancy(검색일: 2025년 5월 5일)

11. 대한산부인과학회, 『산과학』, 군자출판사, 2019, 776쪽.

12. Stuart JJ, Tanz LJ, Missmer SA, et al. Hypertensive Disorders of Pregnancy and Maternal Cardiovascular Disease Risk Factor Development: An Observational Cohort Study. *Ann Intern Med*. 2018;169(4):224-232.

자연분만과 제왕절개수술, 선택이 어려워요

1. https://www.statista.com/statistics/283123/cesarean-sections-in-oecd-countries/(검색일: 2025년 5월 5일)

2. 통계청, 「2023년 출생 통계」, 2024.

3. Liu S, Liston RM, Joseph KS, et al. Maternal mortality and severe morbidity associated with low-risk planned cesarean delivery versus planned vaginal delivery at term. *CMAJ*. 2007;176(4):455-460.

4. 앞의 글.

5. https://www.index.go.kr/unity/potal/indicator/IndexInfo.do?cdNo=2&clasCd=10&idxCd=F0069(검색일: 2025년 5월 5일)

6. You SJ, Kang D, Sung JH, et al. The influence of advanced maternal age on congenital malformations, short- and long-term outcomes in offspring of nulligravida: a Korean National Cohort Study over 15 years. *Obstet Gynecol Sci*. 2024;67(4):380-392.

7. ACOG Committee Opinion No. 761: Cesarean Delivery on Maternal Request. *Obstet Gynecol*. 2019;133(1):e73-e77.

8. You SJ, Kang D, Sung JH, et al. The influence of advanced maternal age on congenital malformations, short- and long-term outcomes in offspring of nulligravida: a Korean National Cohort Study over 15 years. *Obstet Gynecol Sci*. 2024;67(4):380-392.

9. Kwon HY, Kwon JY, Park YW, Kim YH. The risk of emergency cesarean section after failure of vaginal delivery according to prepregnancy body mass index or gestational weight gain by the 2009 Institute of Medicine guidelines. *Obstet Gynecol Sci*. 2016;59(3):169-177.

10. 대한산부인과학회, 『산과학』, 군자출판사, 2019, 411쪽.

11. Grobman WA, Rice MM, Reddy UM, et al. Labor Induction versus Expectant

Management in Low-Risk Nulliparous Women. *N Engl J Med*. 2018;379(6):513-523; Glazer KB, Danilack VA, Field AE, Werner EF, Savitz DA. Term Labor Induction and Cesarean Delivery Risk among Obese Women with and without Comorbidities. *Am J Perinatol*. 2022;39(2):154-164.

12. Lee HR, Kim MN, You JY, et al. Risk of cesarean section after induced versus spontaneous labor at term gestation. *Obstet Gynecol Sci*. 2015;58(5):346-352; Michelson KA, Carr DB, Easterling TR. The impact of duration of labor induction on cesarean rate. *Am J Obstet Gynecol*. 2008;199(3):299.e1-299.e2994.

13. Zizzo AR, Kirkegaard I, Pinborg A, Ulbjerg N. Decline in stillbirths and perinatal mortality after implementation of a more aggressive induction policy in post-date pregnancies: a nationwide register study. *Acta Obstet Gynecol Scand*. 2017;96(7):862-867.

14. Grobman WA, Rice MM, Reddy UM, et al. Labor Induction versus Expectant Management in Low-Risk Nulliparous Women. *N Engl J Med*. 2018;379(6):513-523.

부록: 책 추천

1. 문유석, 『쾌락독서』, 문학동네, 2018, 183쪽

엄마라는 바다를 위하여

초판 1쇄 인쇄 | 2025년 10월 31일
초판 1쇄 발행 | 2025년 11월 10일

지은이 | 오수영

발행인 | 박효상
편집장 | 김현
기획·편집 | 이한경

교정·교열 | 이예은
표지·본문 디자인 | 안단테

마케팅 | 이태호, 이전희
관리 | 김태옥

종이 | 월드페이퍼　인쇄·제본 | 예림인쇄·바인딩

발행처 | 사람in　출판등록 | 제10-1835호

주소 | 04034 서울시 마포구 양화로 11길 14-10 (서교동) 3F
전화 | (02) 338-3555(代)　팩스 | (02) 338-3545
E-mail | saramin@netsgo.com　Website | www.saramin.com
인스타그램 | www.instagram.com/saramin_books　블로그 | blog.naver.com/saramcom

ⓒ 오수영 2025
ISBN | 979-11-7101-196-4 03510

책값은 뒤표지에 있습니다.
파본은 바꾸어 드립니다.